MAGIC 009

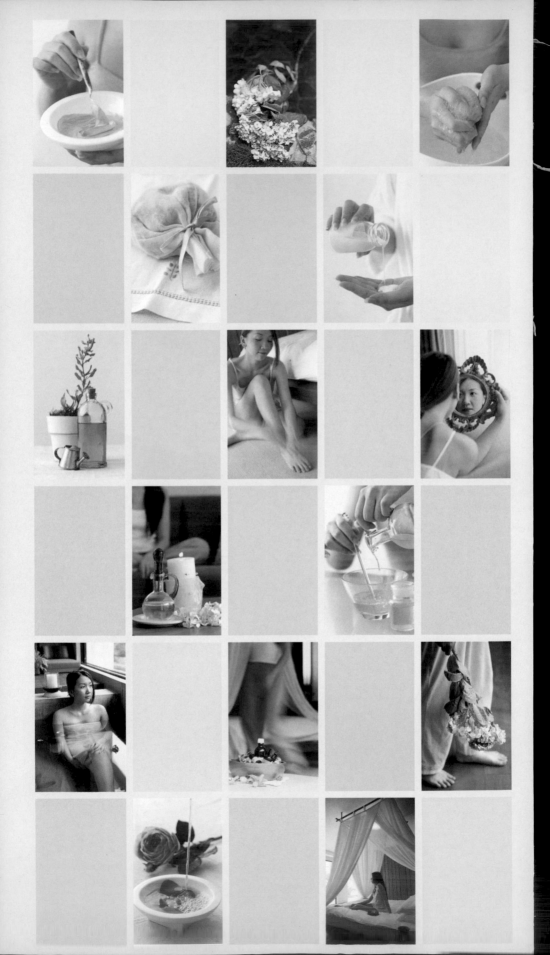

Aroma Slimming Beauty Magic

# 精油瘦身美顏 魔法

香草魔法學苑◎企畫　李淳廉 *Nico* ◎編著

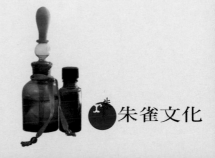

朱雀文化

# 喚醒沈重的身軀

想要讓自己看起來年輕漂亮，是每個人的願望，自古皆然。你可能會花大錢在每一季購買讓自己看起來美美的衣服；一有新的化妝品上市，你也會毫不手軟的大筆投資；每每站在鏡子前總是不斷挑剔自己的臉蛋與體型，因為你總是相信，你可以更完美的。

然而，衣服可以隨著季節、隨著流行輪番上陣，臉上的化妝品，也可以層層塗抹，但我們始終只有一個Body和一張Face，所以想要擁有窈窕的曲線、亮麗的臉蛋，還得看衣裝、粉妝之下的模子好不好而定呢！

人的外在與內在是不可分割的整體，沒有內在健康，表現在外的臉色就會黯淡無光，惱人的斑點、皺紋、痘痘也會應運而生；沒有運作正常的新陳代謝，則會導致肥胖、臃腫，並出現難看的浮肉及橘皮組織，而這些問題可不是簡單做做表面功夫就能解決的，整體美也是現代人極需努力的目標。

本書教你在塗抹美顏瘦身精油的同時，搭配上合適的穴道按摩，不但有助於活絡血循，促進代謝，也可喚醒沈重的身軀，打造整體的美麗願景。書中的配方都是經過許多讀者、課堂學生們直接臨床使用的經驗所得。

現在起，你可以擺脫不必要的化學污染，告別不當的減肥方式，讓精油美顏瘦身幫你勇敢的秀出自信，為美麗注入全新的植物體驗。

「香草魔法學苑」網站總監
李淳廉

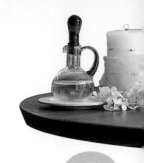

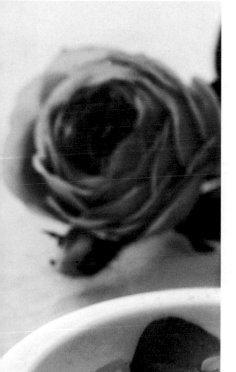

# 10大美顏瘦身精油

CONTENTS

Aroma Slimming Beauty Magic

## 表面功夫
## 魔法10招

## 曲線雕塑魔法

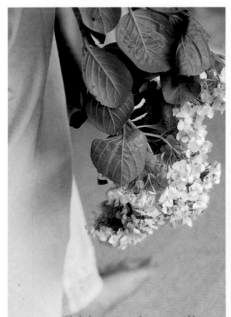

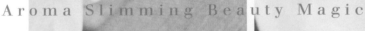

Aroma Slimming Beauty Magic

# 有礙美容的 10個內科大敵 Aroma Slimming Beauty Magic

# 補充美麗的 情緒能量

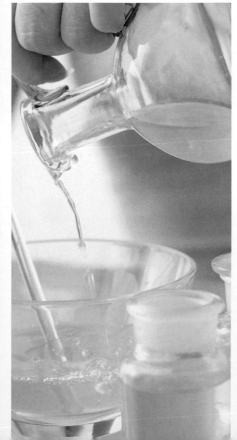

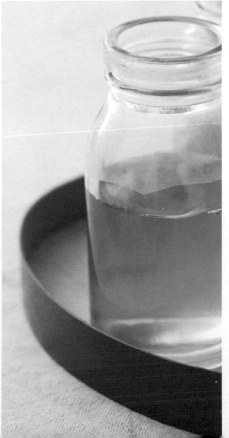

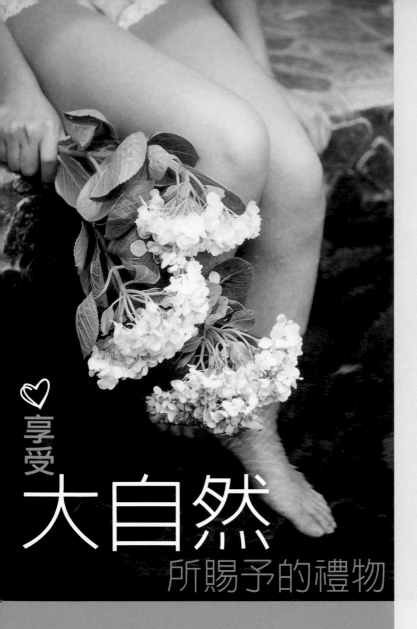

# 享受大自然
## 所賜予的禮物

　　近年來人們開始對於過份人工與合成的物質產生反撲，在追求身心靈自然療法的同時，更要求純淨、天然、健康與質樸。因此不僅飲食文化、居家裝潢、服裝材質吹起了自然風，這股崇尚自然與植物結合的文化，也順帶吹進了精油的風潮，在全球颳起了一陣「精油風」。

　　這個十幾年前幫我解決失眠與心律不整的心靈良藥，而今儼然成為一股時尚潮流。就在各種傳統醫療方式無法滿足人們需求的時候，精油另類療法開始在保健及美容方面發揮了魅力。

但在越來越多人開始接受所謂「芳香療法」的另類醫療時，其實也正是芳療潛在危機浮現的時候，經常有讀者問我：「我在書上看到胃潰瘍要用XX精油，陰道感染要用XX精油……」。芳香療法雖有其輔助療效，可用於預防及輔助療法，但一般人容易對神奇的自然療法產生好奇，甚至因不了解而渲染其療效。因此，就在許多對疾病認知不明、學理背景不夠紮實的芳療師口中的各種疾病都有了它對應的特效精油。一般人可能會盲目的被吸引而施行之，並期待芳香療法能給自己「油」到病除的神奇療效，這是我所不願意見到的。

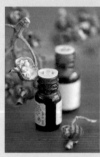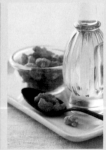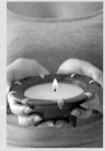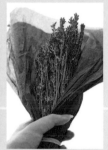

　　平心而論，精油的芳香療法有其一定的身心療效，但也絕對不會神奇的藥到病除，我常對讀者說：「精油可以是一種輔助療法，也可以是心靈的慰藉，如果能藉由每種植物精油的不同特性，搭配各部位的穴道按摩與舒緩的動作，讓氣血運行隨著你的呼吸心跳間，將更能達到預期效果。

　　若將精油按摩用於美顏及瘦身就沒有那麼多玄機了，大家所熟知的果酸、酵素、植物精華等美容化妝品的成份，精油本身就含有這些元素。所以近幾年來，許多生物科技都轉而回歸向大自然來取法了，推出含有精油成份的美顏瘦身產品。即使美顏瘦身的科技產品不斷推陳出新，即使每種商品的廣告詞都句句打入女人的心坎裡，即使眾家姊妹們早已被各式各樣的美容產品及瘦身方法給教得頭頭是道，每個人都累積了不少如何從臉上拿掉歲月，從身上拿掉肥油的本事。但說到底還是效果有限，才會轉而向最原始的取材方式，回歸到三、五千年前，古印度、埃及人們最早利用植物精油用於人體的抗菌，保養及保健的最原始方式，摒除不必要的人工與化學合成，享受大自然所賜予的禮物，才是發揮植物的美顏功力。

Essential oil and beauty

# 精油與美容

**如**果你只單純藉由吸入精油的氣味來舒緩或提振情緒，或只拿精油來薰香擴香，那你可就小看精油的魔力囉！

其實精油的魅力不止於此，精油用於皮膚的按摩功效尤著。在接觸皮膚前，精油需要先與當基底油的植物油稀釋，減輕其本身的刺激性並藉由分子細小的植物油，使其更容易滲透皮膚組織而易於吸收。

精油在植物體內扮演著重要角色，會存在於植物細胞壁的外側，當一棵植物被某種方式破壞或受到酷旱、潮濕、霜寒、燥熱等異常狀況下，精油就會穿過細胞壁進入細胞中，開始進行平衡、癒合的工作。之後，精油會被驅回原處，等有需要時才會再派上用場。所以萃取自植物的精油即具有抗菌、保護、收斂、促進新陳代謝等作用。

精油按摩，是藉由皮膚吸收與按壓的熱力，達到促進細胞排水及幫助脂肪細胞代謝的功能；也可作用在深層的肌肉及筋骨，因此有舒緩緊張壓力、減輕肌肉痠痛，改善身心靈整體的調理作用。

精油雖名為油，但其實不只含有植物精油，還包含了帖烯類、酚類、鞣質、配醣體、類黃鹼素及脂類等複雜化合物，每一種精油根據成份與氣味，作用在皮膚或心靈上的療效各有不同，如薰衣草是個溫和的鎮靜劑，有紓解壓力、放鬆神經緊張及舒眠的作用，運用於皮膚保養則有修復組織、癒疤的功效；又如迷迭香是一種標準的情緒興奮劑，對於集中注意力、提振工作效率很有幫助，使用於皮膚按摩則適用於肌肉痠痛的緩解及油性肌膚的調理。基本上，每種精油都有一定程度的抗菌作用。

因此，個人可以針對自己的膚質來調配適合的精油，從清潔卸妝到按摩、敷臉都使用純精油及植物性基底油，來達成一系列的清潔、護膚、保養、防護的動作。

Essential oil massage

# 精油按摩瘦身

**精**油按摩是芳香療法中相當重要的方法，如果能結合身體淋巴腺的路徑來按摩，不僅有助於體內排毒，還能刺激血液與淋巴循環，提昇免疫系統，對舒緩緊張、壓力與肌肉痠痛都有很好的功效。

身體需要靠運動來維持細胞的活性、增加血液的流通性，進而達到新陳代謝、促進身體各機能的健康，皮膚也是一樣；但皮膚無法自行運動，所以需要藉著被動的方式來輔助，也就是按摩。

按摩的目的是藉著摩擦與震動皮膚，來增進血液與淋巴液循環，防止皮膚組織中真皮的乳頭體和結合纖維的萎縮所引起的皮膚老化，進而增進皮膚的彈性和光滑亮麗。

按摩並不是隨便在皮膚上來回搓熱而已，因為皮膚有多層不同的結構，如果拉扯不當反而會造成反效果，使皮膚更易鬆弛。最好的方式是使用指壓或是輕拍，且必須遵循著血管、淋巴管、膠原纖維、肌肉紋路來找出最有效的按摩方式。

●**調製按摩精油**：精油本身的濃度很高，直接與皮膚接觸容易造成刺激性，通常需經過稀釋後才可以用於按摩。所以在使用精油按摩時，需要與其他的植物性基底油混合後，才能接觸皮膚。

> 按摩精油的濃度約為5％，所以若要調製10ml的按摩精油，約需10滴精油（通常1滴精油約0.05ml），一次用不完可以裝入深色的玻璃瓶，並且封好蓋子，室溫保存約2週～1個月內均可使用。

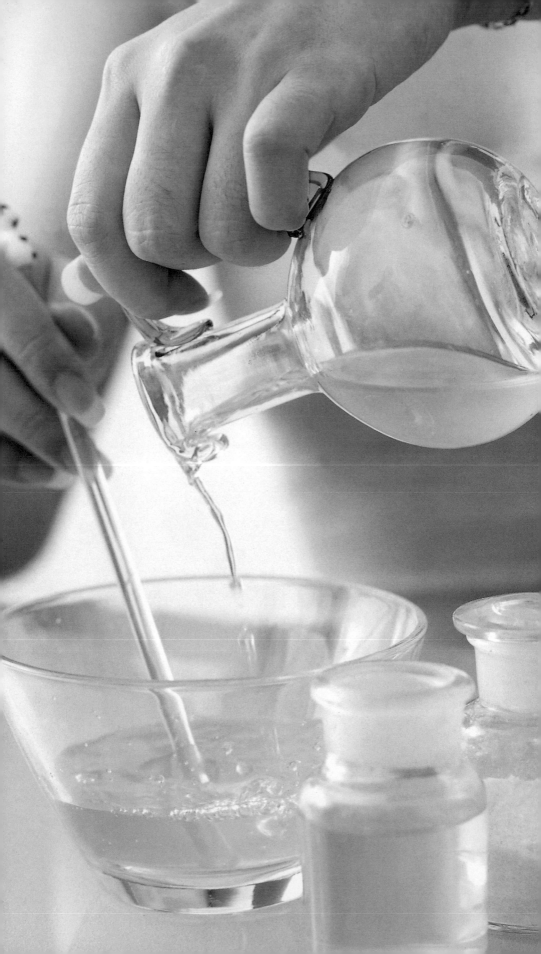

Essential oil massage

# 常用於美顏瘦身的 基底油

**要** 塗抹在皮膚上的精油與基底油,在選擇時一定要謹慎,才能為自己的皮膚把關。

● **荷荷芭油:**金黃色,淡淡的核果香。分子細小,易被皮膚及毛髮的毛鱗片所吸收,沒有刺激性,易滲透,但油質較黏稠,屬於重基底油,適合乾性及敏感性肌膚使用。

● **甜杏仁油:**香味較清淡,油質也較清爽。富含維他命E,很適合小孩及乾性皮膚使用,吸收力較荷荷芭油、葡萄籽油差。

● **葡萄籽油:**淡綠色、略帶酸味。分子最細小,最易於皮膚吸收,觸感輕柔,屬於輕植物油,適合油性及混和性肌膚使用,富含多種維他命與礦物質,也是很好的抗氧化劑,延展性好,是很好的按摩基底油。

● **玫瑰果油:**黃色至深棕色、略帶油味。價格較昂貴,但保濕能力相當好。是Rosa Canina的果子所提取的油,富含維生素B群及維生素C、E、K,有助於表皮的增生與促進傷口的癒合,適合乾燥及有疤痕的皮膚使用。

● **月見草油:**偏橘黃色、略帶魚腥味。月見草油含有大量的必需脂肪酸γ-亞麻油酸(GLA),易於吸收,並可改善過敏性皮膚。

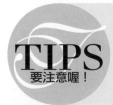

**TIPS**
**要注意喔!**

白天使用精油按摩後一定要將皮膚上多餘的油脂先以面紙拭去或用清水洗淨,以免停留在皮膚上的油脂遇到陽光中的紫外線造成油曬而色素沈澱,尤其甜橙、佛手柑、檸檬、葡萄柚等柑橘類精油,遇光易造成皮膚斑點的色素沈著,使用後一定要洗淨,且擦上防曬乳。

*P* urchase

# 精油選購有訣竅

**我**們常看到種類、容量相同，聞起來味道也差不多，但價格卻落差很大的精油、到底在選購時，如何檢驗精油的好壞呢？

● **產地：** 每一種植物精油都有其正統的代表產地，因為那是最適合的溫度、品種，與累積多年的採收經驗，所以，只要你了解哪種植物精油代表性產地是哪裡，當然建議你作為第一優先選擇。

　例如薰衣草，推薦的產地是法國普羅旺斯，雖然中國大陸、日本等地也都有薰衣草，但就原料的角度來看，法國與中國大陸的薰衣草，價差大概只有10%之內，如果能自己挑選，當然買法國的薰衣草精油；而佛手柑就是中國大陸出產的最好。這些精油常識得靠自己平日的研究比較才能了解。

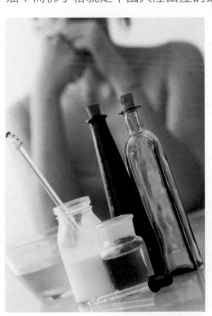

● **純度：** 正常的精油純質度都能達到100%，若是不足100%的精油，有可能加入了基底油稀釋，甚至加入揮發性液體以增加獲利空間，療效上當然大打折扣，甚至會對身體造成傷害。

● **化學合成品：** 精油的價格取決於它的來源。工業合成的最便宜，例如一般的空氣芳香劑、洗髮精裡的香味，甚至所謂香水面紙，香水產品的香料來源，都是由化學合成的，不能當作純精油使用的。只要你仔細聞出有廉價香水與不耐聞的味道，或稍有一點不適的感覺，都有拿化學合成品混充的可能。

● **DIY測試精油的純度：**

由實驗得到的化學層析結果可得知精油的組成成份，但這種檢驗費用相當昂貴；我們也可以自己檢驗精油的純度。

**1** 將精油滴入熱水中，純精油會散成微粒狀，乾涸後不會有黑色黏稠物。不純的精油則會成浮油發散狀，且乾涸後會有黑色黏稠微物。

**2** 純精油滴在衛生紙上，乾涸後不留痕跡，且持續原有的清香味。不純的精油則會產生油漬，味道很快就揮發消失。

## 精油真偽經驗談

常有讀者問我如何辨識純精油：「我是不是用你所說的方法就可以檢驗出真假了呢？」

其實不然，要是真的能夠將精油辨識的方法，三言兩語就寫出來的話，市面上還會有那麼多魚目混珠的精油嗎？問題就在於純精油的成份複雜，每種精油的種類性狀，分子大小與輕重都不同，所呈現出來的情況都不一樣。

一般而言，草類精油分子最輕，滴入水杯中會快速擴散，水面則呈現浮油狀態。

樹脂類精油分子最重，滴入水杯中，不易溶於水，會整滴完整的沈到杯底，水面水下會分成輕油與重油兩種分子，雖不溶化，但味道已瀰漫整杯水了。

花類精油中比較特殊的屬洋甘菊和茉莉，也是不溶於水、比水重的分子，與樹脂類精油類似會整滴直入水底，如洋甘菊精油看得出晶瑩剔透的墨綠色，這些都是不同性狀的精油所表現出來的不同狀態。

Purchase

　其實，最能分辨精油真偽的就是你的鼻子，100％純正的植物精油，聞上去味道複雜，說不出明顯的香氣，每個人對它的感覺都有些差異，且有前味、中味、後味的不同感受，味道有深沈的持續力，而合成的精油就單純多了，很多的味道聞起來單一而樣板，每個人聞起來的感覺多半相同。

　顏色也是分辨精油的指標，例如洋甘菊，因為洋甘菊裡面有個相當珍貴的成分「藍烴」。不同產地的洋甘菊品種不同，氣味也大不相同，羅馬洋甘菊味道香且濃郁，呈現深綠色，德國洋甘菊又名德國藍甘菊，因為它的顏色是深藍色的，有濃厚的藥味。有讀者反應，他之前買的洋甘菊精油都是無色的，我只能說：別人是把裡面高貴的藍烴成份抽離，才賣到你手上的。

**請記住，化學合成品的原料，與天然的原料，光是成本就有百倍之差，請千萬小心。**

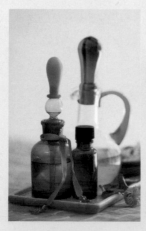
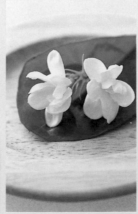
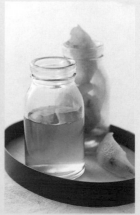

# 讀者最常遇到有關精油的問題

**Q** 將精油滴在衛生紙上，看精油是否會暈開，可以檢驗精油的真偽嗎？

**A** 這個方法是不準確的，因為不同種類的精油有不同的分子大小，例如草類的分子最細小，如薰衣草、迷迭香、薄荷、檸檬香茅等可以像水一樣很快的暈染開來，而草類裡面的岩蘭草比較特殊，雖名為草，但實際萃取自根部，所以有如糖漿般的黏稠；木類精油的分子較大較重，如台灣紅檜、扁柏、雪松等，滴在衛生紙上暈染的速度較慢；樹脂類精油的分子更大、更濃郁，滴在水中會呈現圓球狀極難溶於水，如乳香、檀香、安息香、沒藥等，即使滴在衛生紙上也不容易暈開。

**Q** 專櫃小姐說精油越陳越香，真的嗎？

**A** 精油本身所具有的抗氧化、防腐作用足以提供生物體的抗菌、抗老，因為植物體本身就是一連串不斷的衍化過程，在轉化的過程中都是由原本的帖烯類、酚類、醇類、酯類漸進式的轉化，所以任何精油都有越陳越香的能力！

但當精油開封後與空氣接觸，則會不斷的轉化與失去某些物質（並不等同於「食物過期就壞掉」的意思），所以才會有有效期限之說。果類的成長期限最短，分了最不安定容易轉化，所以使用期限是開封後最短的，約為半年；花類開花期限不長，分子也較不安定，開封後約為一年；草類次之，但也較脆弱，為一年左右。木類最安定，因為一顆樹成長到足以砍下來萃取精油，期間的成長過程已經很成熟的轉化，所以分子最複雜，也較安定，保存可達兩年，芬多精的含量也最高；而樹脂類最安定，也就是一般稱為越陳越香的等級，如檀香、乳香、沒藥、安息香、欖香脂等，保存期限約有三年以上。純的單方精油保存較容易，純的複方精油次之，如果是花類混草類，或是花類與果類相混，保存期限則較短。而坊間有些已經加入了基底油的複方精油（可直接塗抹於皮膚的），開封後的有效期限最短，這是因為植物油容易氧化的特性使然。

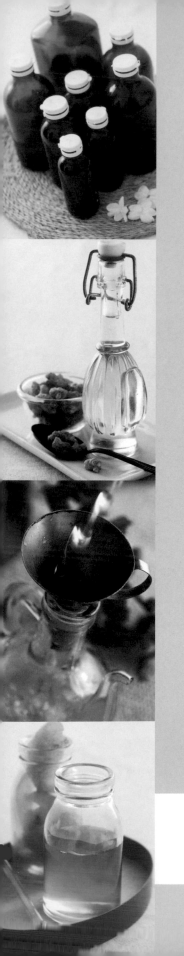

Beauty magic

# 10大美顏瘦身精油

## for your younger face

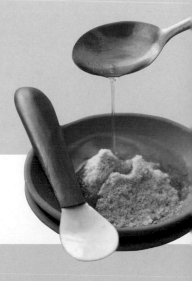

# 真愛
玫瑰 與唯美
的化身 Rose

是一種能量十足的香氣，帶有玫瑰花香的味道，可以使人的心情獲得舒展，平衡荷爾蒙。

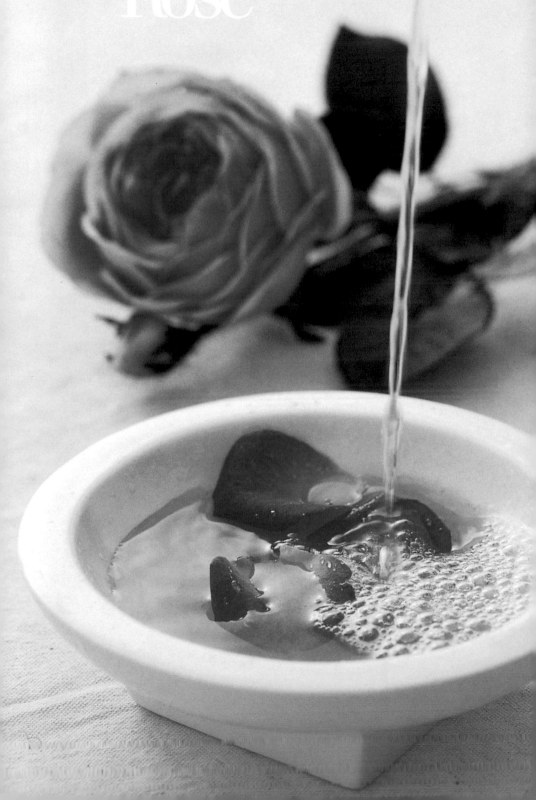

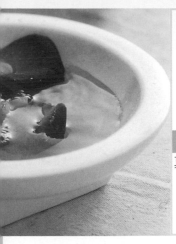

# 玫瑰
## Rose
### 真 愛 與 唯 美 的 化 身

| | |
|---|---|
| 類別 | 撫慰、溫馨。 |
| 取材 | 花瓣。 |
| 精油顏色 | 黃色或橙黃色。 |
| 味道 | 溫暖飽滿的玫瑰花香。 |
| 適合膚質 | 各種膚質。 |
| 成份 | 玫瑰醇、壬醛、橙花醇、丁香酚、金合歡醇、牛兒醇。 |
| 推薦產地 | 保加利亞、土耳其、法國。 |
| 價位 | 昂貴。 |
| 心靈療效 | 撫平情緒、舒緩緊張壓力，給人一種滿足的幸福感。 |
| 身體保健 | 調節荷爾蒙，改善經前症候群與更年期症候群，幫助子宮卵巢的血液循環、對抗性冷感。用於皮膚保養有保濕、抗皺的功效。 |
| 注意事項 | 玫瑰的魅力無法擋，小心上癮！ |
| 速配心情 | 浪漫、甜蜜、幸福又可靠的心情。 |

　　舒伯特的〈野玫瑰〉中形容玫瑰有如清晨般的清麗，它暖暖的後味帶給人無限的愛與浪漫的遐想空間，讓人有被愛環抱的幸福感。

　　玫瑰精油可以說是精油之王，不但香味氣質獨特，最讓人肅然起敬的是它昂貴的身價，因為5噸的玫瑰花瓣只能萃取出約2磅的精油，所以我們也不難想像為何玫瑰精油動輒要上萬元了。玫瑰花一直以來被視為是愛情的象徵，原產自保加利亞、摩洛哥、土耳其一帶，經過不斷的衍生配種，至今世界上大約有兩萬多個品種。但目前用於萃取精油比較知名的玫瑰精油有大馬士革玫瑰、保加利亞玫瑰、土耳其玫瑰，其香味的同質性很高，但濃郁度與後勁都不同。土耳其玫瑰，一聞上去香味濃郁，越陳越香；保加利亞玫瑰，則是味道非常的沈，雖不如土耳其玫瑰濃郁，但後勁強且持久；大馬士革玫瑰的味道濃郁度則介於兩者之間。其顏色都是黃橘色，深淺有些微差距，但不脫原色。玫瑰最主要的功效在於通經、活血、化瘀，可強化子宮卵巢的功能，使荷爾蒙分泌順暢，也能強化神經系統，撫平焦慮沮喪的情緒，還能緩和腎上腺皮質的分泌，有紓解壓力的作用。

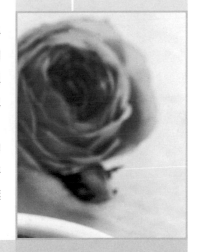

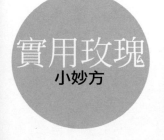

## 實用玫瑰小妙方

1. 滴5～6滴玫瑰精油於浴缸中，可以促進血液循環，改善荷爾蒙失調，對於生理不順、更年期荷爾蒙分泌不足有調理的作用。
2. 將5滴玫瑰精油加入5ml的基底油中，按摩下腹部可以緩和經痛及調理經前症候群，也可用於荷爾蒙失調的更年期障礙。
3. 將已調和好的玫瑰按摩油按摩臉部，具有柔軟膚質、保濕與抗皺的作用，對於老化及乾性肌膚，可以有效調理膚質，讓皮膚的新陳代謝活潑化。

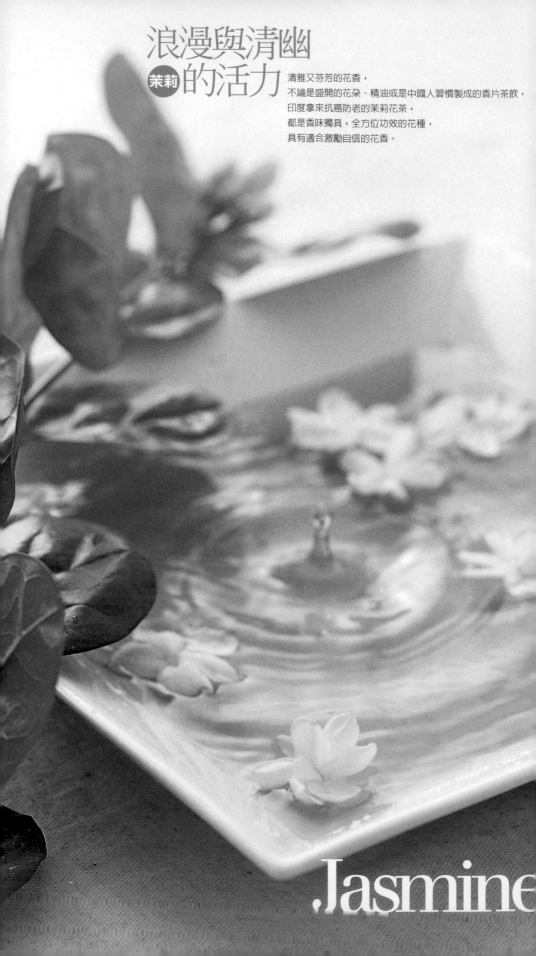

# 浪漫與清幽
## 茉莉 的活力

清雅又芬芳的花香，
不論是盛開的花朵、精油或是中國人習慣製成的香片茶飲，
印度拿來抗癌防老的茉莉花茶，
都是香味獨具，全方位功效的花種，
具有適合激勵自信的花香。

Jasmine

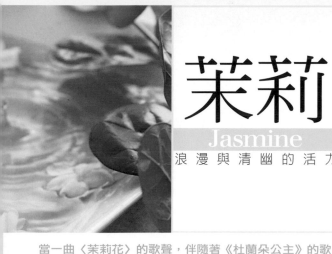

# 茉莉
## Jasmine
### 浪 漫 與 清 幽 的 活 力

| | | |
|---|---|---|
| ✤ 類別 | 抗焦慮、提振情緒、催情。 | |
| ✤ 取材 | 花朵。 | |
| ✤ 精油顏色 | 深棕橘色。 | |
| ✤ 味道 | 暖暖清郁的花香，帶有香片茶葉的後韻。 | |
| ✤ 適合膚質 | 各種肌膚。 | |
| ✤ 成份 | 茉莉花酮、α-松油醇、苯甲基醋酸、苯甲醇、引哚（In dol）。 | |
| ✤ 推薦產地 | 中國、印度、阿拉伯。 | |
| ✤ 價位 | 昂貴。 | |
| ✤ 心靈療效 | 舒緩焦慮、安撫神經、溫暖情緒，增加自信、樂觀，激發浪漫情緒。 | |
| ✤ 身體保健 | 對生殖系統有極佳幫助，能改善冷感與性無能，對於經前症候群有舒緩作用，對於經痛，有抗痙攣的效果。 | |
| ✤ 注意事項 | 擴香或薰香時，只要幾滴就可以讓你浪漫一整天，不要使用過量哦。 | |
| ✤ 速配心情 | 想戀愛的感覺，有種初戀時的會不知不覺微笑的心情，愛在朦朧美感期。 | |

當一曲〈茉莉花〉的歌聲，伴隨著《杜蘭朵公主》的歌劇，在西方的歌劇院中大放異彩時，茉莉這種東方味十足的植物，也悄悄的在西方流行起來。茉莉是最早傳到西方的一種植物，在西方看來相當具有東方清雅脫俗的氣質。

茉莉的香味具有提振情緒，帶來歡愉、助性、催情的作用，給人一種青春的活力。自古以來是東方相當引以為傲的經濟作物，不但融入中國的飲茶文化，也是許多高級香水中少不了的原料之一。茉莉原產於亞洲一帶，傳到歐洲時，因土壤氣候的不同，而有兩種茉莉品種，其氣味花型有些差異。

Jasminum sambac：原產於亞洲地區，在印度、中國、波斯一代盛產，花呈白色，花型較小，又被稱為「小花茉莉」，氣味芳香宜人，花期長。在亞洲常用於茉莉花茶，在泰國則製成茉莉花環呈獻神佛，市面上有稱為阿拉伯茉莉的也都屬於此品種。

Jasminum officinale：由東方移植到西方，因為土壤、氣候、緯度的不同，所生長出來的西方茉莉品種，坊間雖仍稱茉莉，但實屬秀英花（J. offininale）。花呈白色，花型較大，主要產於法國、摩洛哥等地，相較之下氣味較淡。

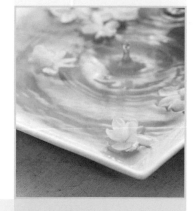

## 實用茉莉
### 小妙方

1. 茉莉的味道清香迷人，適合稀釋後塗抹於耳後、頸部、手腕、胸前當香水使用，聞其味道有助於安撫神經，使情緒獲得撫慰，可增強自信心。
2. 用於下腹部的按摩，可改善經前症候群與溫暖子宮卵巢，有助於改善子宮血循不良所致的不孕與性冷感。
3. 用於乳房的按摩有美化胸型及豐胸的作用。

**乳香**

乳香，是一種蒸餾自Boswellia carteri的樹脂，樹種分佈在中東及東北非一帶的落葉喬木，
在古代主要是用於祭拜神明，在祭壇上焚香。其香味縈繞，使人心醉神馳，
由於乳香具有很強的殺菌和防腐效果，是一種古老又高貴的香料。

# 氣定神閒話乳香

# Frankincense

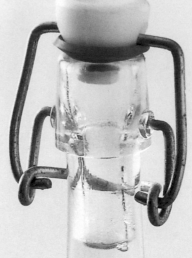

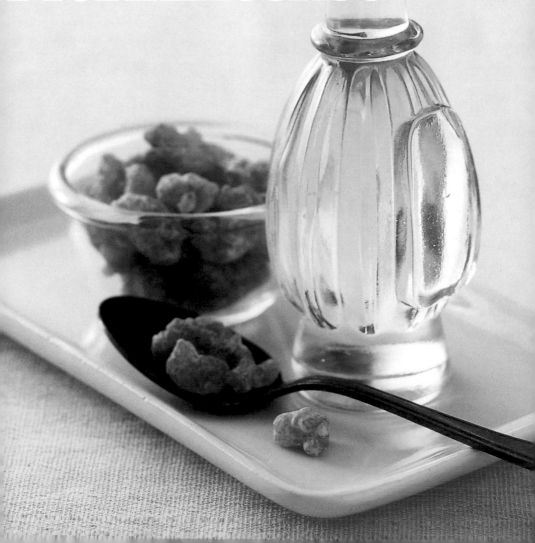

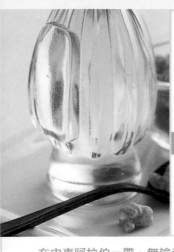

# 乳香
## Frankincense
### 氣定神閒話乳香

| | | |
|---|---|---|
| ✤ 類別 | 抗煩躁、鎮靜、冥想。 | |
| ✤ 取材 | 樹脂。 | |
| ✤ 精油顏色 | 淡黃色到深褐色。 | |
| ✤ 味道 | 香甜馥郁的木脂味。 | |
| ✤ 適合膚質 | 乾性肌膚。 | |
| ✤ 成份 | 杜松帖烯、樟烯、苦艾帖、松油帖、水茴香帖、乳香醇。 | |
| ✤ 推薦產地 | 阿拉伯、中東。 | |
| ✤ 價位 | 略貴。 | |
| ✤ 心靈療效 | 安撫情緒，平靜呼吸，可得到自省與心靈能量的提升。 | |
| ✤ 身體保健 | 具有止血及抗黏膜感染的作用，並根據英國臨床實驗證實，口服乳香可對抗幽門螺旋桿菌所致的胃潰瘍。其氣味更能舒緩呼吸及心跳、對付心悸、焦慮及自律神經失調有緩和的作用。 | |
| ✤ 注意事項 | 薰香，避免用於沮喪時，以免讓情緒更出世、更消極。 | |
| ✤ 速配心情 | 遠離塵囂的平靜感與追求安定祥和的心情 | |

在中東阿拉伯一帶，無論走近寺院或是市集，不時可以感到一股神秘的香味在其中縈繞。其味道神秘深沈帶有徐緩的甜蜜感，也因此乳香成為當地非常普遍且古老的香料，是古代各種祭典儀式上必備的香料之一。乳香Frank在法文裡面其實也是焚香的意思。

乳香是屬於Boswellia的植物，在樹幹切出深的刻痕後，便會流出樹膠和樹脂凝固成乳狀含蠟的顆粒物質，這種乳黃色的顆粒即是乳香。而這些乳黃色的顆粒樹脂再經過蒸餾得出乳香精油。

乳香的味道沁靜香甜，有助於情緒的沈澱，鎮定焦躁及不安的心靈，是一種非常適合用於冥想及靜坐的一種精油。並且在中國還是一味中藥，具有鎮咳、去痰、行氣止血，對呼吸道方面是很好的殺菌劑。

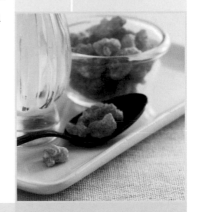

## 實用乳香
### 小妙方

1. 乳香4滴加入月見草油5ml中，按摩下腹部，可對付經血過多，滴滴答答拖期過長的問題。

2. 乳香4滴+檀香5滴與基底油混和後按摩臉部，可以撫平臉上的細紋，及皮膚的粗糙乾澀。

3. 將乳香10滴滴入擴香瓶中，藉由擴散的味道吸入，有安神作用，可用於自律神經失調者或無法排解壓力者。

清麗活潑
的
花之精靈

橙花

橙花一直以來被視為是屬於貴族的香氣，
在西方早期，流傳於名媛淑女之間，用於裙襬及髮梢間，當作香水使用， 並用於女性的皮膚保養。
帶有橙的陳郁花香，可以使人的心情愉快並獲得情緒的安定。

# Neroli

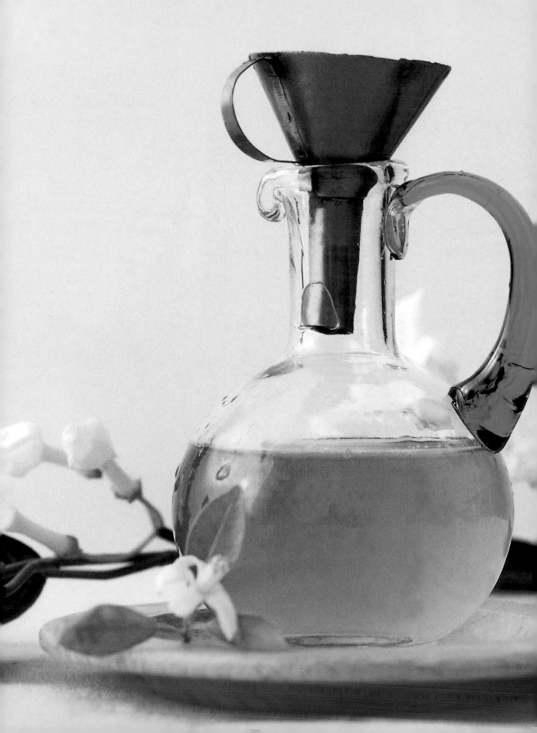

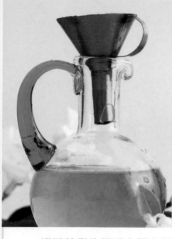

# 橙花

## Neroli

清麗活潑的花之精靈

| | | |
|---|---|---|
| ❖ 類別 | 安神、鎮定神經、放鬆。 | |
| ❖ 取材 | 花瓣。 | |
| ❖ 精油顏色 | 橘黃色接近棕色。 | |
| ❖ 味道 | 帶有橙的香甜，又有些淡淡的甘苦味。 | |
| ❖ 適合膚質 | 各種膚質。 | |
| ❖ 成份 | 酚乙酸、橙花醇、彪牛兒醇、芫荽脂、橙花脂、素馨酮、樟烯、檸檬烯、引哚。 | |
| ❖ 推薦產地 | 法國、西班牙、摩洛哥。 | |
| ❖ 價位 | 昂貴。 | |
| ❖ 心靈療效 | 撫平焦躁、沮喪，舒緩緊張壓力，給人一種輕快娛悅的滿足感。 | |
| ❖ 身體保健 | 鎮定交感神經、預防心悸、放鬆情緒，對於沮喪缺乏自信者，可給予情緒的轉換及舒眠的作用。用於皮膚保養有活化細胞、保濕、抗皺、防老的作用。 | |
| ❖ 注意事項 | 需要專心上班上課時避免使用，以免太放鬆而不夠集中注意力。 | |
| ❖ 速配心情 | 甜蜜、輕快、想把一切煩惱不愉快都拋諸腦後的心情。好想好好睡個覺。 | |

細緻苦甜的橘香中帶有靜謐的濃郁，卻不若橘子般的輕浮單純，而有著更深沈複雜的甘味，是一種聞了會讓人感到幸福的味道。

橙花精油在歐洲早期，常被名媛貴族用來塗抹於髮梢、裙襬之間當作香水使用，使她們走起路來香氣瀰漫、更添優雅風采，故一直以來被視為是貴族的香氣。

市面上的橙花精油依品種成份氣味不同，有甜橙花與苦橙花之分，橙花裡面最珍貴的就是「右旋檸檬烯」，而苦橙花含量較甜橙花高，價格也比較昂貴。甜橙的氣味甘甜濃郁，後勁強，感覺上會讓人較輕快無壓力；苦橙花氣味徐緩深沈，帶有甘味，後勁十足，聞後會讓人感到和緩放鬆。兩者的氣味雖略有不同，但是都屬於橙類系列的衍生味道，可抑制交感神經過度興奮所致的心跳加速、血壓上升，可調節自律神經系統。

橙花是屬於鎮定、平衡的精油，可以消除神經緊張、煩躁、及釋放壓力，聞後讓人放輕鬆，可帶來舒眠的效果。

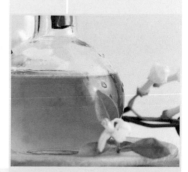

## 實用橙花小妙方

1. 將橙花精油6滴滴入浴缸中泡澡，可有效軟化皮膚的角質，改善鬆弛的肌膚，對於消除一天的緊張疲勞也很有幫助。

2. 橙花精油混和基底油，並與薰衣草、檸檬精油混和，可改善皮膚的暗沈、消除疤痕。

3. 將橙花精油直接滴在枕頭上，可以改善多夢症狀，減緩腦神經衰弱及沮喪所致的失眠，增強睡眠品質。

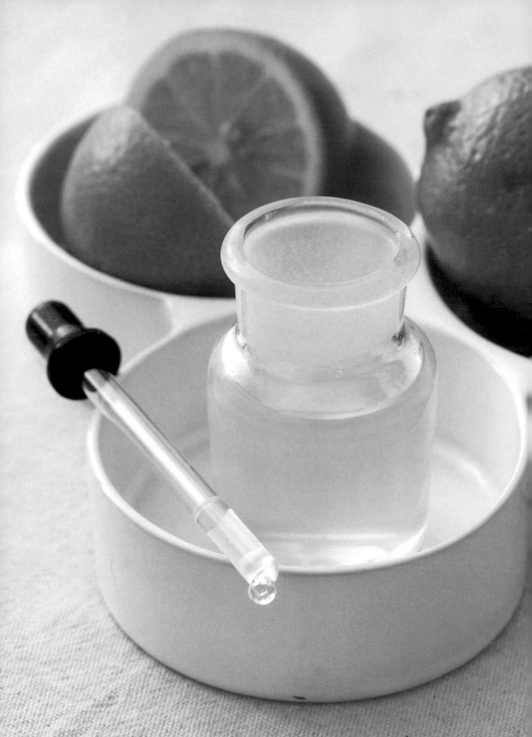

# 清新活力
# 有朝氣 檸檬 Lemon

檸檬的酸性，及清香的果味，是很好的室內清淨與抗菌氣味，
不但常用於室內芳香劑或是香水定香劑的材料，對於肉類食物的抗菌效果更是一流。
因所含的維他命C豐富，也成為皮膚保養的明星產物。

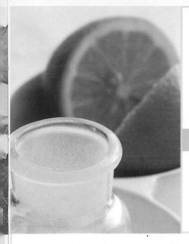

# 檸檬

## Lemon

### 清新活力有朝氣

| | |
|---|---|
| ❖ 類別 | 清新、徹底的清香。 |
| ❖ 取材 | 果皮。 |
| ❖ 精油顏色 | 淡黃色。 |
| ❖ 味道 | 香氣酸甜清新，具有淨化空氣的穿透力。 |
| ❖ 適合膚質 | 油性暗沈膚質。 |
| ❖ 成份 | 檸檬烯、檸檬醛、香茅醛、楊梅烯、樟烯、水茴香帖、杜松帖烯。 |
| ❖ 推薦產地 | 義大利、西班牙、摩洛哥。 |
| ❖ 價位 | 中等。 |
| ❖ 心靈療效 | 對抗煩躁、沮喪，可激勵士氣，給人一種提振及積極的人生態度。 |
| ❖ 身體保健 | 可刺激白血球，增強免疫力，對於一般的感染及感冒所致的喉嚨痛、咳嗽有舒緩及抗菌的作用。用於皮膚保養，有去角質、對付皮膚暗沈，及美白的功效。 |
| ❖ 注意事項 | 與基底油混合後用於皮膚，需採低劑量。避免白天使用於皮膚按摩。 |
| ❖ 速配心情 | 專心、積極、有自信自己可以做得更好。 |

　　清新香甜帶有新鮮又強勁的輕快乾淨的香氣，是柑橘類精油中解毒、除臭功效最好的一種，也是許多香水工業常拿來當作定香劑的一種很好的香味來源。

　　檸檬因為極酸，很少有人直接吃，但它卻是很好的抗菌解毒劑。我們在吃海鮮燒烤類食物時，經常旁邊都會附上一片檸檬，淋過檸檬汁之後的海鮮可去除肉質中的腥味，這也是檸檬酸可以將含氨的腥味給轉化的意思。

　　在十七、十八世紀的西班牙及葡萄牙等地，已發現檸檬的解毒、除臭、抗菌效果，不但用於口腔的氣味芳香劑，甚至用來對付瘧疾及傷寒。

　　檸檬精油不論產量及用途都是果類精油裡的佼佼者，萃取自果皮，採冷壓法壓榨，其氣味清香可以提振精神，幫助思緒的澄清、消除倦怠感，並具健胃、助消化的特性。因富含維他命C、B，又具有天然果酸，對於皮膚上的斑點、細紋也有改善的作用，是皮膚美容聖品。

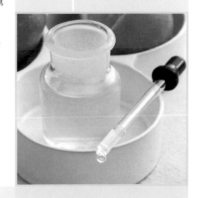

## 實用檸檬小妙方

1. 檸檬精油2滴加入200ml的清水中漱口，可以消除口中異味，及預防口腔黏膜的感染。

2. 檸檬精油與基底油混和後適用於油性肌膚、毛孔粗大的調理。

3. 將檸檬精油2滴滴入洗臉盆中，浸泡洗好的頭髮，約5～10分鐘後直接以毛巾擦乾，不但可以減少頭皮屑，更有護髮柔順髮絲的效果，當然還可以讓頭髮充滿檸檬的清香，一舉數得哦！

# 舒肝理氣
**佛手柑** 和胃化痰

佛手柑帶有橙的快樂、甜美感，又多些陳皮般的苦味，
有紓解胸中鬱悶之氣的感覺，
所以也被認定為最具心理療效的精油。

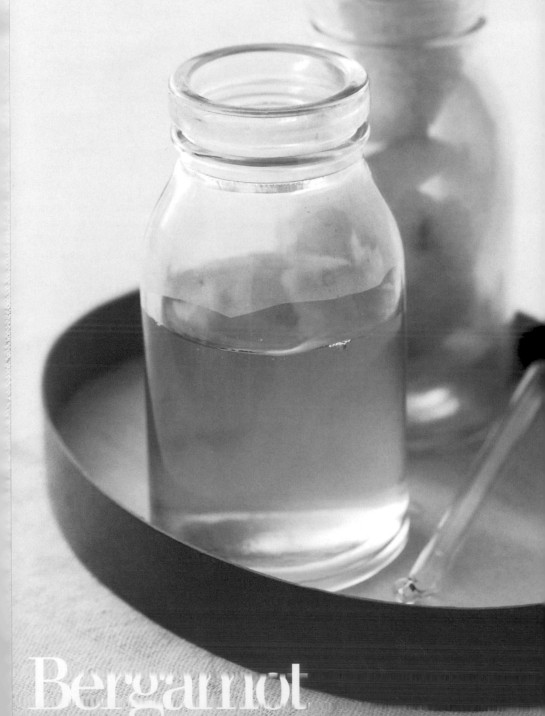

# Bergamot

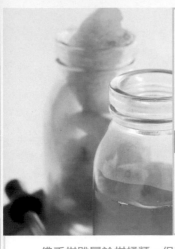

# 佛手柑
## Bergamot
### 舒 肝 理 氣 和 胃 化 痰

| | |
|---|---|
| ❖類別 | 果類。 |
| ❖取材 | 果皮。 |
| ❖精油顏色 | 黃綠色。 |
| ❖味道 | 為甘苦的柑橘味。 |
| ❖適合膚質 | 油性老化膚質。 |
| ❖成份 | 佛手柑素、乙酸芳樟酯、香柑油內酯、右旋檸檬烯、松油醇、芳樟醇。 |
| ❖推薦產地 | 義大利、摩洛哥、中國。 |
| ❖價位 | 中等。 |
| ❖心靈療效 | 對於焦躁不安的情緒有安撫的作用，給人快樂積極的人生觀。 |
| ❖身體保健 | 有助於呼吸道疾病炎症的緩解，對於過敏性支氣管炎及感冒所致的喉嚨痛、咳嗽有舒緩的作用。用於皮膚保養有預防青春痘，維持皮膚弱酸性值Ph的作用。 |
| ❖注意事項 | 避免白天使用於皮膚按摩。 |
| ❖速配心情 | 沮喪、對未來茫然懷疑者，可提供積極、自信的心理狀態。 |

佛手柑雖屬於柑橘類，但其味道較深郁，是一種會讓人感到快樂的氣味；對心靈方面的療效可說是一種情緒萬靈丹，不但可消除焦慮、神經緊繃，也可有效釋放壓力，對抗煩躁。佛手柑精油是來自一種苦橙樹的果皮，原產於印度，所以有佛手柑的名稱，目前在中國與義大利都有生產。效能則依產地不同，而在味道與成份上有些許差異。

在國際市場上真正的佛手柑精油產量極少，義大利的佛手柑，實則是「貝佳蜜柑」品種的產量較多，其成份中含乙酸芳樟脂，檸檬烯、松油醇等；中國的佛手柑，味道甜中帶些微甘，裡面含有橙花醇、檸檬腦、檸檬醛、檸檬醇與帖烯類等，在中藥的典籍很早就將之列為呼吸道方面疾病的用藥，依據《本草綱目》記載：佛手柑味略苦、酸、溫，入肝、脾、胃、肺經，有疏肝理氣、燥濕化痰的作用，可用於情緒鬱悶及咳嗽胸悶的狀況。佛手柑運用在芳療上的殺菌效果，功效不亞於薰衣草，可對抗室內的塵蟎；常用於過敏性鼻炎及小兒氣喘的緩解。放在室內擴香，不但可以讓人感到輕鬆快樂，甚至有淨化空氣，預防病毒傳播的效果；用於皮膚按摩，對於粉刺等油性皮膚很有幫助，可以平衡油性膚質的皮脂腺分泌。

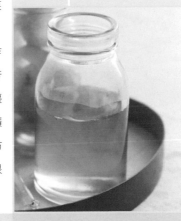

## 實用佛手柑
### 小妙方

1. 佛手柑精油與基底油混和，按摩臉部，可以改善臉部的痤瘡、青春痘及避免痤瘡桿菌的蔓延，預防青春痘再發。
2. 用佛手柑精油擴香，可以提振情緒，適合白天工作時使用，有助於正面積極的情緒。

# 活血通經的滋補聖品 歐白芷

歐白芷又名當歸，在增強人體免疫力上有卓越的效果。
自古以來在東西方，均被視為一種抗虛弱的滋補良藥，尤其可用於消化及生殖系統的疾病所引起的體虛、體寒。

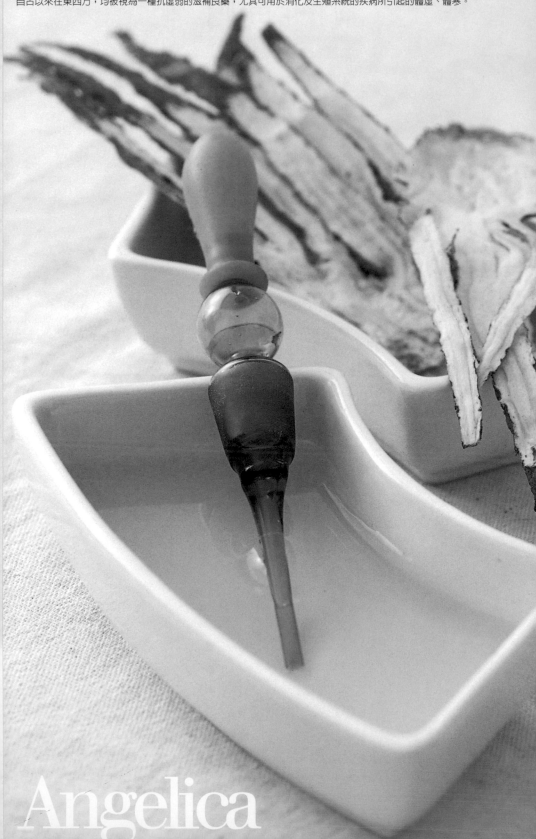

Angelica

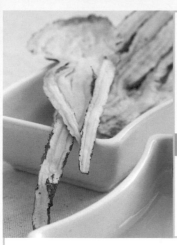

# 歐白芷

## Angelica

### 活血通經的滋補聖品

| | |
|---|---|
| 類別 | 濃烈的藥草香。 |
| 取材 | 根、種子。 |
| 精油顏色 | 無色接近黃色。 |
| 味道 | 甘甜帶有草根的藥草味。 |
| 適合膚質 | 各種膚質。 |
| 成份 | 歐白芷酸、糖份、傑草酸、苦素、香豆素、檸檬烯。 |
| 推薦產地 | 北歐、中國。 |
| 價位 | 昂貴。 |
| 心靈療效 | 紓解壓力、沈靜浮動的心緒。 |
| 身體保健 | 具有通經、清血的作用，有助於改善經前症候群與更年期的症狀。用於按摩可以緩和消化不良及胃腸脹氣，腸胃絞痛的情況。 |
| 注意事項 | 按摩後避免日曬，以免造成皮膚斑點。 |
| 速配心情 | 撫慰受創的身心。怕冷體虛，需要找點精神良藥來提振時。 |

歐白芷是當歸屬繖形科植物，在東西方都是知名的草藥，也就是一般人所熟知的「當歸」。每一種植物因為生長地方的不同，受到當地的氣候土壤影響，長出的植物也會有些差異，當然名稱也會不同。

歐白芷大多生長在寒冷乾爽的地區，約能長到1.5～2公尺高，其種子、根、莖、葉都具有濃厚的藥草味。歐洲的當歸盛產於北歐及俄羅斯一代，中國當歸則盛產於大陸東北方。

因為具有滋補及增強免疫力的功效，自古就是很名貴的藥材，其葉片、種子、根莖都有健胃、消除胃腸脹氣、化痰、補身的功效；尤其對於女性來說，更可以作為調經理帶，促進生殖系統的血液循環的滋補劑，在東方，當歸也一直被用於四物湯、十全大補湯的藥材之一，可見其溫潤滋補的效益。

除此之外，歐白芷也可以對抗病毒感染，15世紀歐洲瘟疫大流行時，就當被運用來對抗傳染，可見其增強免疫力的功效，足以使人體產生對抗病毒感染的抵抗力。

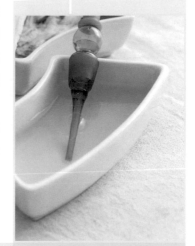

## 實用歐白芷小妙方

1. 將歐白芷3滴，滴入洗臉盆中，用來清洗臉部及眼睛，可以預防皮膚及眼睛感染及乾燥，並幫助傷口癒合。
2. 歐白芷與基底油混和，按摩下腹部，有助於溫熱子宮卵巢的血液循還，預防經前症候群，及更年期障礙。
3. 將歐白芷精油與基底油混和，按摩胸口及後頸部，可以緩和感冒虛寒的症狀。

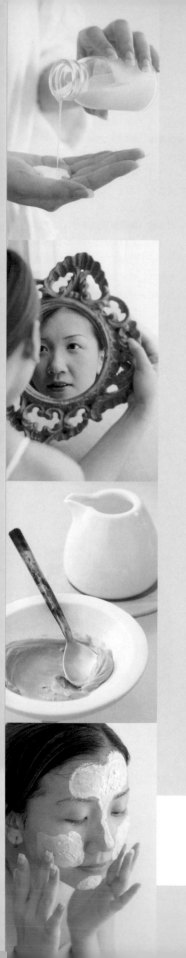

Beauty magic

# 表面功夫魔法 10 招

## for your younger face

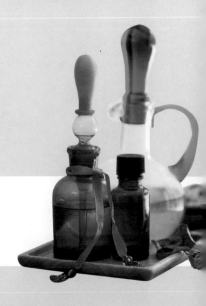

●敏感性肌膚的卸妝油配方

基底油：月見草油＋甜杏仁油＋葡萄籽油

魔法精油：羅馬洋甘菊精油＋薰衣草精油

魔法配方：先將月見草油10滴和甜杏仁油2ml、葡萄籽油3ml調勻，加入羅馬洋甘菊精油3滴、薰衣草精油2滴混和成按摩油。

# 眼唇卸妝油DIY

將以下的精油配方調勻，輕輕按摩於眼和唇後，以清水沖洗，再用洗面乳洗靜。

●一般型肌膚眼唇卸妝油配方

基底油：甜杏仁油

魔法精油：茉莉精油

魔法配方：甜杏仁油 5ml，加入茉莉精油3滴混和成按摩油。

●敏感型肌膚眼部卸妝油配方

基底油：甜杏仁油

魔法精油：洋甘菊精油

魔法配方：甜杏仁油 5ml，加入洋甘菊精油3滴混和成按摩油。

●乾燥型肌膚唇部卸妝油配方

基底油：甜杏仁基底油＋玫瑰果基底油

魔法精油：橙花精油

魔法配方：甜杏仁基底油2ml和玫瑰果基底油3ml調勻，加入橙花精油5滴混和成按摩油。

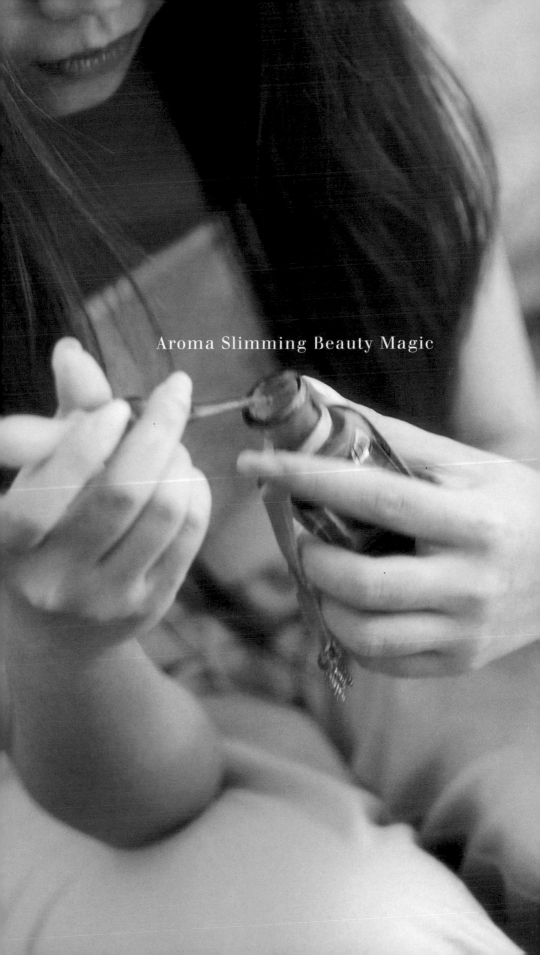

Aroma Slimming Beauty Magic

# 02 徹底洗淨

很多人會在泡澡的時候順便用洗澡水洗臉，
有人會在泡溫泉的時候順便用溫泉水擰毛巾來擦臉，
有的人則是淋浴的時候順便一起將頭髮、臉、身體一起沖水。
即使洗臉是再平常不過的護膚基本動作，但你可能都會犯錯哦！

**正確洗淨全身的順序應該是：洗臉→洗澡→洗頭**

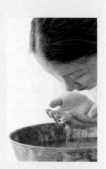

1 洗澡前一定要先把臉洗乾淨，因為洗澡的熱水，會產生蒸氣將毛孔蒸得大開，如果你臉上累積了一天的髒東西，還沒清乾淨就遇上了熱蒸氣，被這樣的熱氣給蒸入毛孔，你的毛孔便會被這些髒東西給塞住，不但會變得粗大，粉刺青春痘的問題也會浮現出來。

2 最好的洗臉次數是一天兩次，起床後洗一次、晚上洗澡前一次。其餘的就依個人的狀況而定了。如經常暴露在漫天煙塵的人，就需視情況增加洗臉的次數，但最多也不要超過四次，以免過度洗淨皮脂膜。

3 洗臉時所用的水溫，以溫水（約30℃）最恰當，適度的溫水可以使皮膚上的油污易於溶解，但水溫千萬不可太高；長期使用偏高溫度的水洗臉會加快皮膚老化，所以為保持皮膚青春，要盡量使用溫水洗臉。

4 洗淨臉後還有一道護膚法寶，是讓皮膚充滿彈性的關鍵。可以裝滿一臉盆冷水，滴入2滴精油，將臉靠近洗臉盆，用水潑灑你的臉，適合加入洗臉水的魔法精油有：

- 迷迭香：可以增加皮膚的抗菌力，還可以幫助毛孔的收縮。
- 天竺葵：促進皮膚的血液循環，讓皮膚紅潤有彈性。
- 檸檬：給予皮膚弱酸性的呵護，幫助柔軟角質，防止洗面乳對皮膚的傷害。

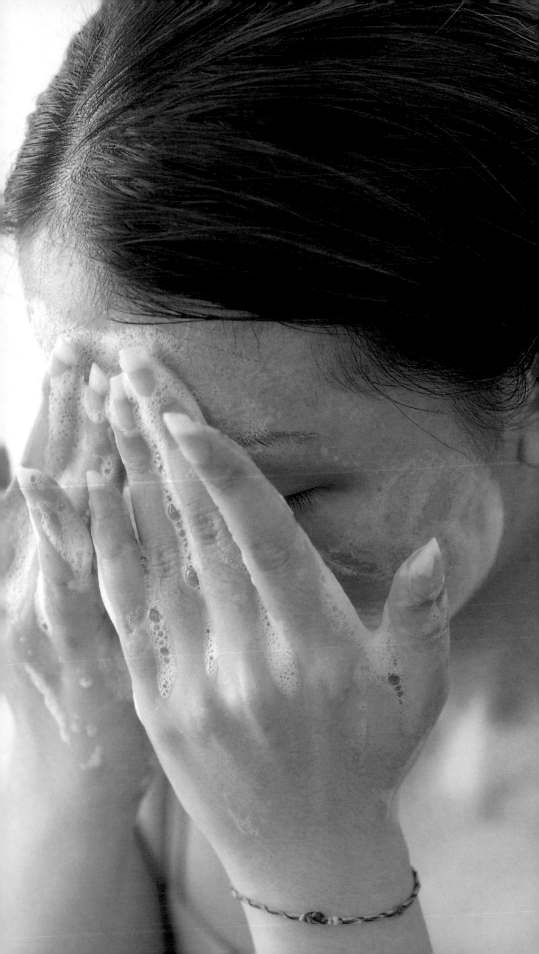

# 各種膚質的

# **○3按摩護理**

皮膚的按摩，說穿了就是幫皮膚做運動。

身體的運動，可以促進循環加速新陳代謝，讓身體保持年輕有活力。

臉部的按摩也不例外，按摩就是藉著摩擦及震動，

促進真皮的血液及淋巴循環，

不但可以促進皮膚的柔嫩光潔，還可對抗老化。

## 油性肌膚 調理油脂分泌、收斂毛孔

既怕毛孔被撐大、又怕三不五時冒痘痘，油性皮膚可以説是最讓人困擾的。不按摩怕皮膚新陳代謝差，常按摩又怕刺激，所以油性皮膚按摩時動作一定要輕柔，一次不可超過5分鐘。

**基底油**：油性皮膚所使用的基底油分子要細，才容易被皮膚吸收，以不會堵塞毛孔的葡萄籽油最適合。

**魔法精油**：

**1** 絲柏、快樂鼠尾草精油：有效控油。

**2** 薰衣草、杜松莓精油：改善皮膚新陳代謝。

**魔法配方**：葡萄籽油10 ml 加入絲柏、快樂鼠尾草精油各2滴，或薰衣草、杜松莓精油各3滴混和成按摩油。

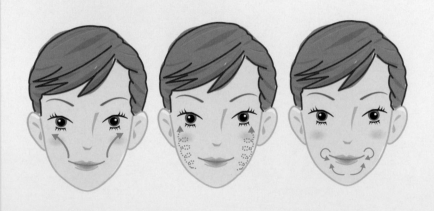

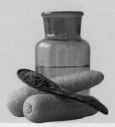

Aroma

Slimming

Beauty

Magic

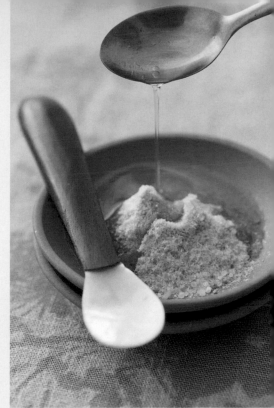

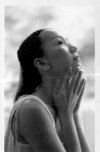
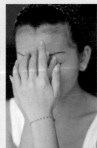
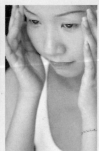
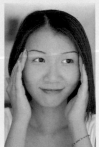
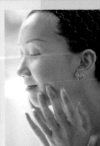

# 中性肌膚 活膚保養按摩油

擁有中性膚質的人是最幸運的一群，但也不要因此就忽略
該有的保養哦！三不五時的通宵熬夜、吃了太多人工調味
料的食物也會讓你的皮膚偶爾鬧鬧情緒的！

**基底油**：選擇好吸收又有一定的保濕程度，如荷荷芭油。

**魔法精油：**

**1** 天竺葵精油：有效促進皮膚血液循環。

**2** 橙花、薰衣草精油：促進表皮細胞新生。

**魔法配方**：荷荷芭油10 ml加入茉莉精油2滴、薰衣草精油
3滴、橙花精油3滴混合成按摩油。

# 乾性肌膚 滋潤保濕活膚按摩油

乾性膚質通常皮膚較暗沈沒光澤，天氣冷時還容易脫皮，這種膚質的保養重點就在「保濕」，提高皮膚的含水量，讓你的皮膚看起來水水嫩嫩有光澤。

**基底油**：保濕效果好，又可以在皮膚上形成保護層的甜杏仁油。

**魔法精油**：

1 乳香精油：促進皮膚自然的油脂分泌。

2 玫瑰、胡蘿蔔籽精油：適合乾燥型皮膚，可促進細胞活化新生、防止細紋。

**魔法配方**：甜杏仁油10ml 加入玫瑰精油4滴、胡蘿蔔籽精油3滴、乳香精油2滴混和成按摩油。

# 混合性肌膚 平衡保濕按摩油

T字部位油油的，而兩頰卻乾乾的，這種皮膚最麻煩。如果整個臉用同一種保養品，容易顧此失彼，照顧到T字部位就會讓兩頰乾到脫皮發紅，照顧到兩頰又會讓T字部位猛冒痘痘。

**基底油**：保濕效果好，又易於吸收，不會對皮膚造成負擔的葡萄籽油+荷荷芭油。

**魔法精油**：

1 檀香精油：適合乾性又和油性肌膚相合的兩極精油。

2 橙花精油：具有收斂和防止水份散失的作用，除可收斂出油部位，並對乾性部位有保濕功能。

**魔法配方**：葡萄籽油和荷荷芭油各5 ml調勻，加入檀香、橙花精油各5滴混和成按摩油。

# 搶救 04 問題皮膚

（美顏 第四招）

皮膚的按摩，說穿了就是幫皮膚做運動。

身體的運動，可以促進循環，加速新陳代謝，讓身體保持年輕有活力。

臉部的按摩也不例外，按摩就是藉著摩擦及震動，

促進真皮的血液及淋巴循環，不但可以促進皮膚的柔嫩光潔，

還可對抗老化。

## 痘痘粉刺型肌膚 清潔、抗菌、收斂

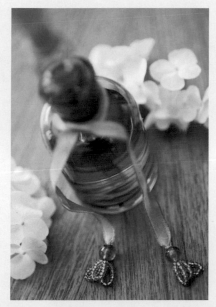

洗得太乾淨怕皮膚太乾，出現細紋，稍做保養又怕皮膚冒痘痘，這種藥膏擦不盡、春風吹又生的痘痘型皮膚，在使用時首重抗菌、並且不可在有長痘痘的地方過度按摩。

**基底油**：選用的基底油分子要細，才容易被皮膚吸收，以不會堵塞毛孔的葡萄籽油最適合。

**魔法精油**：

**1** 茶樹、杜松莓、沒藥：有效抗菌。

**2** 迷迭香、苦橙葉：具有清潔與收斂功效。

**魔法配方**：葡萄籽油10 ml加入茶樹、杜松莓（或沒藥）各2滴和迷迭香、絲柏各2滴，混和成按摩油。

# 毛孔粗大型肌膚 平衡油脂、收斂

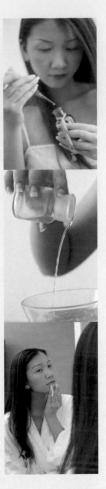

　油脂分泌過多，或是長期清潔不完全都會把你的毛孔撐得大大的，這時必須先從控制油脂分泌及清除毛孔中的髒污做起。

**基底油：**所使用的基底油分子要細，才容易被皮膚吸收，以不會堵塞毛孔的葡萄籽油最適合。

**魔法精油：**

**1** 天竺葵：平衡油脂分泌，對於毛孔粗大、阻塞具有很好清潔與調理作用。

**2** 絲柏：收縮血管，防止臉部血管擴張性的潮紅，對於缺水性的油性肌膚特別有幫助。

**3** 檸檬香茅：最能清除粉刺與收縮毛孔（因為效果較強，故不可加太多）。

**魔法配方：**葡萄籽油10ml加入天竺葵精油4滴、絲柏精油2滴和檸檬香茅精油1滴，混和成按摩油。

# 斑點、疤痕及暗沈的肌膚

**淡化、癒合傷口**

　對於剛形成的斑斑點點及痘疤，都是可以靠按摩來加速表皮的新陳代謝，淡化斑點，改善日曬後的皮膚粗糙。

**基底油：**所使用的基底油分子要細，才容易被皮膚吸收，以不會堵塞毛孔的葡萄籽油最適合。

**魔法精油：**

**1** 胡蘿蔔籽、橙花、薰衣草：可促進表皮細胞新生，淡化斑點。

**2** 薰衣草：幫助傷口癒合，對於青春痘的疤痕癒合很有用。

**3** 胡蘿蔔籽：幫助皮膚對抗紫外線與自由基的侵害上效果最好。

**4** 檸檬、葡萄柚：含有豐富的維他命C，可淡化皮膚色素，並維持皮膚應有的弱酸性精油。

**5** 橙花、胡蘿蔔籽：活化肌膚，促進新陳代謝，防老化及抗皺。

**魔法配方：**

**1** 想淡化皮膚斑點改善暗沈：葡萄籽油5ml加入橙花精油3滴、檸檬精油2滴。

**2** 適用於35歲以上容易皮膚乾燥沒活力，又容易有斑點沈積者：玫瑰果油10ml加入胡蘿蔔籽精油5滴、橙花精油3滴、葡萄柚精油2滴。

**3** 適用於易出油、易生痘痘的年輕型肌膚：葡萄籽油7ml加入薰衣草精油3滴、橙花精油2滴、檸檬精油2滴，作為夜間的皮膚按摩油按摩臉部。

# 敏感性肌膚 收斂止癢抗紅腫

　　許多敏感性肌膚都有兩頰對光敏感性，一曬太陽，兩頰就紅通通，甚至發癢，特別是皮膚較脆弱者，保養的重點就在提高皮膚的抵抗力避免刺激。

**基底油：**以甜杏仁油、葡萄籽油、月見草油最適合，吸收力好，可適度保濕，並增強皮膚的抵抗力。

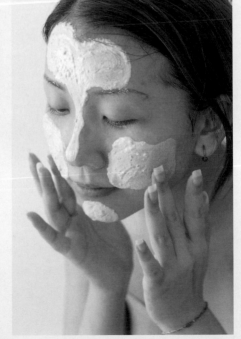

**魔法精油：**

**1** 洋甘菊、檀香：止癢性高、可降低皮膚的敏感性。

**2** 橙花：可改善皮膚對光的敏感性與微血管腫脹情形。

**魔法配方：**甜杏仁油2ml、葡萄籽油3ml、月見草油10滴調勻，加入羅馬洋甘菊精油3滴、檀香精油1滴、橙花精油1滴混和成按摩油。

# 05 蒸臉、去角質

你的門面——臉部，一定要定時來個「大清倉」，
把皮膚上的粉刺、痘痘、粗糙、暗沈表皮全部掃地出門，
才能為你帶來真正的活力，
這也是我們熟知做臉中「蒸臉」與「去角質」的功效。
無論男生女生，都該定期做蒸臉和去角質的保養，
不只是養顏護膚，也可維持皮膚的正常新陳代謝，就像是洗澡一樣，
但是如果是去護膚中心做，費用高又花時間，
不妨自己DIY一下經濟又實惠。

## 蒸臉

　每週最好進行一至兩次的去角質，汰換老舊細胞。在去角質之前先軟化表皮的角質層，讓臉部的表皮柔軟並使毛孔張開，所以，藉由熱的蒸氣蒸臉達到軟化角質的功效，這樣的程序才能達到每週大掃除的功力。

在家蒸臉其實很簡單，步驟如下：

1 準備好一大碗水（碗的大小與臉相當）與一條毛巾。

2 倒入熱水，水溫以不燙手為原則。

3 滴幾滴精油在臉盆裡。精油可選擇自己喜歡的味道即可。

4 將毛巾蓋在頭上，臉趴在臉盆上方，臉與碗的距離約20公分。蒸臉的時間約10～15分鐘即可。

5 利用水蒸氣與精油在皮膚上發揮功效，由於精油也會藉由蒸氣的熱力散發，使鼻腔黏膜吸收，達到預防感冒、舒緩喉嚨痛及疏通鼻塞的多重功效。

# 去角質

　　每週一至二次去角質的動作，不但可以加速皮膚的新陳代謝，也可除去暗沈，更有助於保養品的吸收效率。只要準備無香精去角質霜一罐（約50g.），依膚質加入適合的精油6滴，攪拌均勻即可使用。

步驟如下：

**1** 蒸臉後，將臉部多餘的水蒸氣以面紙輕輕拭去。

**2** 以手指挖出約一指腹大小1滴去角質霜，敷抹於臉部各個部位。

**3** 輕輕的搓揉，按摩約30秒，將表皮老廢的角質去除。

**4** 以清水洗淨即可。摸摸臉上，會有一種柔嫩清潔的感覺喔！

**ps.**洗完臉後立即將晶露拍打在臉上，更有保濕、平衡肌膚酸鹼值的特效。

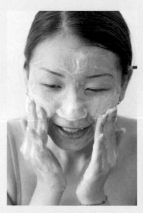 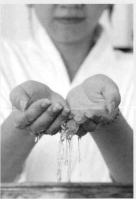 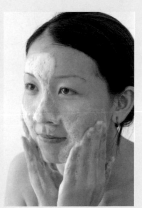

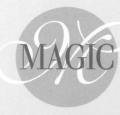

### 各種膚質適合搭配的魔法精油配方如下
（以無香精去角質霜50g.為基底）：

**油性肌膚** 薰衣草精油2滴＋天竺葵精油3滴＋迷迭香精油1滴

**乾性肌膚** 乳香精油2滴＋檀香3滴＋玫瑰草精油1滴

**敏感性肌膚** 羅馬洋甘菊精油5滴＋薰衣草精油1滴

**痘痘粉刺性肌膚** 佛手柑精油2滴＋茶樹精油2滴＋香桃木精油2滴

**混合性肌膚** 檀香精油5滴＋薰衣草精油1滴

# ⁺06 敷臉 美顏 第六招

臉部肌膚的美容保養，
除了徹底清潔、去角質等讓皮膚表層達到最佳狀態的整理步驟外
最重要的就是要給予臉部適當的營養補充，
敷臉可促進皮膚血液循環與新陳代謝，幫助皮膚有效吸收營養，
是皮膚保養護理最徹底的一個步驟。

洗臉之後，就可以開始敷臉了。至於需要多久的時間以及多久做一次，臉上要裹滿敷面泥或面膜，需依照自己的膚質來決定。現在就市面上常見的面膜，建議你加些精油更加滋潤。

## 峇里島火山敷面白泥 深層清潔面膜

這類泥狀敷面膜具有深層清潔的作用，每週敷一到兩次，視皮膚的乾油性而定，可當作皮膚每週必做的大掃除。

火山白泥除了提供豐富的礦物質滋潤保養外，更能有效除去毛孔中的污染與油膩，使用後會讓毛孔收縮，更有清爽細緻的觸感！

如想利用敷臉時順便給肌膚柔軟收斂的功效，可在面膜裡調和些精油。一次敷臉的用量以1大匙的白泥加入1滴薰衣草或茉莉、橙花精油混和成按摩油。

## 小黃瓜敷面粉 保濕面膜

小黃瓜粉含有豐富的維他命C，有助於美白、保濕、平衡肌膚的Ph質。使用時須加入晶露（花水）調勻，可依據自己的膚質選用合適的晶露，因為天然溫和保濕性佳，可以天天使用，美白保濕更徹底。

**使用方法：（一次的用量）**

**1** 用小湯匙量出3～5尖匙置於小碗（小碟子）內。

**2** 倒入適量的晶露調勻（勿調太稀）。

**3** 敷在臉上10～15分鐘後（不用等到乾），以清水洗淨即可。

**4** 敷面粉較清爽，如果想要使其黏稠，也可添加蜂蜜更保濕。

**5** 每次敷臉最好只調單次的使用量，若調得太多，可用保鮮膜覆蓋，置於冰箱內，需一週內使用完畢。

# 蘆薈敷面粉 防皺抗老面膜

　蘆薈對於日曬後的皮膚修復特別有效，可以緩解皮膚的紅腫與曬傷。蘆薈敷面粉並有助於調理油性肌膚，有去油保濕、預防痘痘的作用，對於已有青春痘的皮膚也有表皮抗菌消炎的功效。且因含有天然的凝膠，對於鬆弛的肌膚有緊實作用，並可縮小毛孔，兼具美白、保濕、平衡肌膚的Ph質的功能。

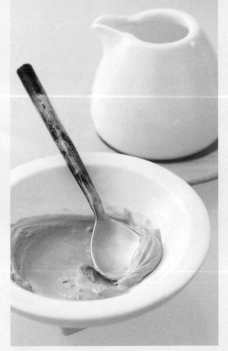

**使用方法：（一次的用量）**

**1** 用小湯匙量出2～3尖匙置於小碗（小碟子）內。

**2** 倒入適量的「晶露」（花水）調勻即可使用，因蘆薈本身含有天然凝膠，所以不用調得太濃，稀稀的就有黏稠效果。

**3** 敷在臉上10～15分鐘（不用等到乾），以清水洗淨即可。

> 注意：蘆薈是很好的皮膚保養劑，但蘆薈敷面粉是由天然蘆薈烘乾製成粉，含有鉀及山梨酸，故會對皮膚造成刺激。有人使用後皮膚會有些輕微的癢覺，但不會持續超過30分鐘，是正常的現象，如有起紅疹或嚴重發癢，則暫停使用。

# 08 清爽乳霜

每日清潔皮膚後，要立刻擦上保養品，

以幫助皮膚吸收，並在皮膚上形成保護膜。

洗臉後以晶露拍過臉上後，

可使用如乳液或乳霜類的保養品來滋潤皮膚，

同樣的，這類產品也可以與精油混和，來給皮膚純植物的呵護。

　　切記每次擠出乳液、乳霜與精油混和時，精油最多只能使用1滴，以免過量；並且要注意避免與含有特殊酵素或A酸等特殊用途的乳霜或乳液一起使用，成份是越單純越好。

**建議讀者：**可能的話盡量選擇無香精乳霜系列，避免香料與防腐劑讓皮膚變敏感。無香精乳霜清爽不油膩，不含油脂成份及乳化劑，可依不同膚質添加適合的精油，非常適合中、油性肌膚使用；全身及臉都可使用。

**方法如下：**

1 將精油直接滴在乳霜罐裡調勻，50g.的乳霜滴入精油總數以不超過10滴為原則。

2 可依自己的喜好與皮膚狀況加入精油，也可任選兩種搭配。注意，若使用玫瑰精油請不要與其他精油混和。

| 膚質 | 配方1 | 配方2 |
|------|-------|-------|
| 敏感性肌膚 | 羅馬洋甘菊5滴＋薰衣草5滴 | 羅馬洋甘菊2滴＋茉莉8滴 |
| 乾性肌膚 | 玫瑰10滴或茉莉10滴 | 橙花6滴＋乳香4滴 |
| 油性肌膚 | 天竺葵5滴＋薰衣草5滴 | |
| 混合性肌膚 | 檀香5滴＋薰衣草5滴 | |

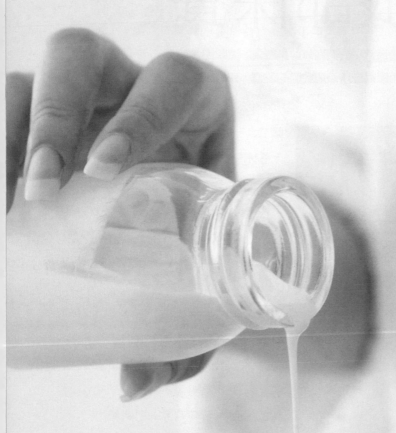
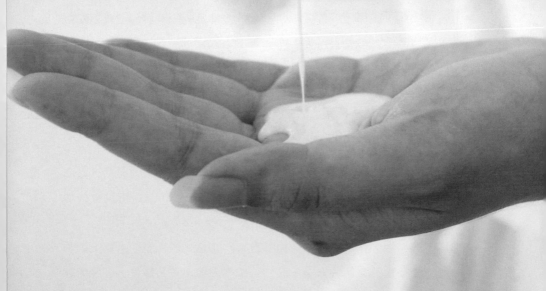

Aroma Slimming Beauty Magic

# 壓出美麗 按出活力

美顏
第十招

臉色暗沈、沒光彩，看起來不但沒精神，還會略顯蒼老呢！
快來指指壓壓還我活力好氣色。

## 想要紅潤健康的膚色

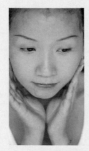

●百會穴：

位在頭頂正中央的位置，是各經脈匯集的地方，常常按壓此穴道可以使臉色紅潤、皮膚細緻，促進頭部、臉部的血液循環，對於頭痛、頭昏腦脹、壓力的紓解也有緩解的作用。

●三陰交穴：

位於小腿內側，以足踝骨凸處向上4個手指的寬度處，它又稱為婦科穴，與血液循環、荷爾蒙的調節有密切的關係，常按可以使你的皮膚滑嫩細緻，有痛經困擾的人，也可以按壓此穴來獲得改善。

## 想要有一雙明亮動人會說話的眼睛

眼睛是我們的靈魂之窗，也是傳達感情訊息的重要地方，有一個健康而美麗的眼睛就是吸引人的第一關鍵。常按以下幾個穴位，會使你的眼睛健康有神。

●目窗穴：

對著鏡子，以瞳孔所在的位置向上畫一直線直到髮際，再從髮際處往頭頂方向量5隻手指寬處，感覺有些凹陷的地方就是目窗穴。常按壓目窗穴可以減緩眼睛疲勞、痠澀，使眼睛炯炯有神，恢復光彩，對於近視的加深也有緩和作用。

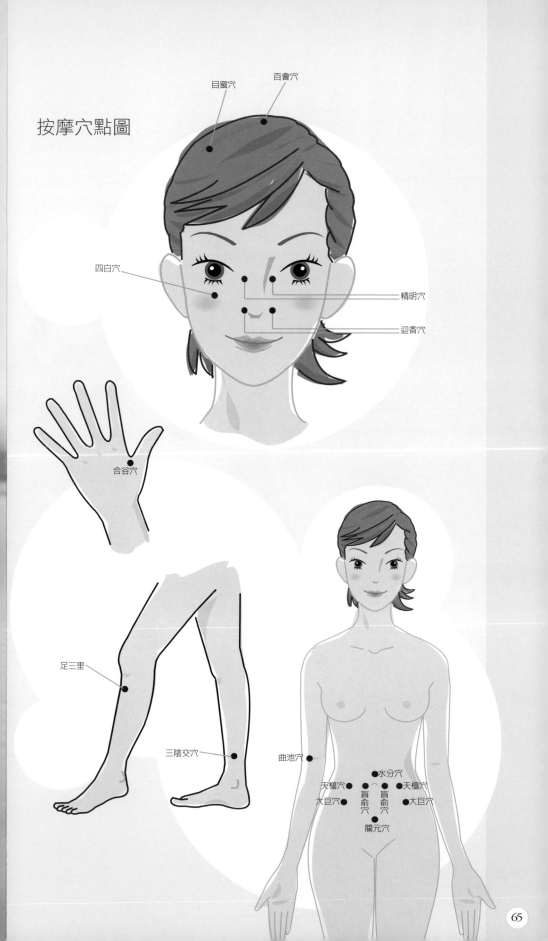

按摩穴點圖

目窗穴　　百會穴

四白穴　　　　　　　精明穴

迎香穴

合谷穴

足三里

三陰交穴　　　曲池穴

水分穴

天樞穴　　　　天樞穴

肓　肓

大巨穴　俞　俞　大巨穴

穴　穴

關元穴

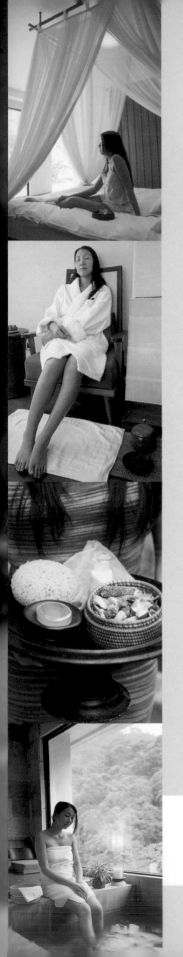

Beauty magic

# 曲線雕塑魔法
for your younger face

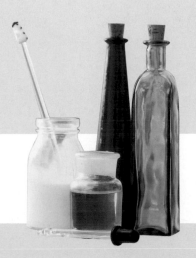

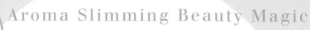
# 豐胸魔法

雖說乳房不過是女人胸前的兩坨肉，可它讓女人在意的地方可不少，

原因無他，乳房不但是女人的第二性徵，也是展現女人味的重要部位。

因此，胸部扁平的人想豐胸、胸部下垂的人想挺立、

乳房外擴的人想集中、乳暈黑的人想漂白、

乳暈上顆粒突出的人想美胸、乳頭凹陷的人想矯正……。

唉！誰還敢說女人只在乎大小呢？

可見得胸部除了要渾圓豐滿有彈性之外，還要有好的胸型、美美的乳頭叭

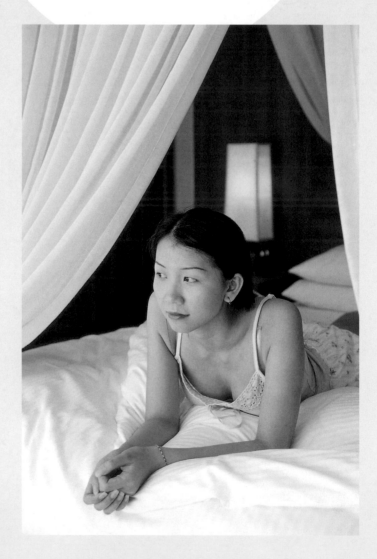

# 通乳 讓該大的地方大

嫌SIZE不夠大？嫌發育不夠好？精油的通乳功效，可以讓你的乳房得到該有的尊重！幫你的雙峰變成生生不息的活火山。

魔法精油：

●天竺葵：皮下熱身效果最好的天竺葵，可以促進乳房的血液循環及刺激胸部的發育。

●茴香：能刺激性腺分泌雌激素，有助於乳房及生殖系統的發育，調節荷爾蒙分泌，對於產後婦女也有通乳的作用。

魔法配方：5ml的基底油（葡萄籽油或甜杏仁油均可）調勻，加入天竺葵2滴、茴香2滴、橙花5滴混和成按摩油。

魔法DIY：由乳房外圍向內環形按摩至乳頭中心。

# 緊實、挺立 讓雙峰性感尖挺

雖然有大大的乳房，卻難敵地心引力威脅，如果沒有適度的牽引，很容易就變得鬆垮下垂；小乳房雖不至於如大乳房般的垂到很難看，但若沒有經常按摩塑型，還是會變形的。所以無論你是大而圓潤或是小而挺立的乳房，都要像個蜜桃般，自然散發出性感傲人的氣質。

魔法精油：

●依蘭：具有鎮靜、抗焦慮的作用，能調節腎上腺素、放鬆神經系統，平衡荷爾蒙分泌。用於按摩可使胸部肌肉結實豐滿，增加乳房的彈性與韌性。

●檸檬香茅：可以促進血液循環，對肌肉有緊實效果，能促進胸大肌的結實豐滿，改善鬆垮下垂的皮膚。

魔法配方：5 ml荷荷芭油，加入依蘭4滴、檸檬香茅1滴，混和成按摩油。

魔法DIY：按摩方法見P.72「美胸穴道按摩魔法術」。

# 美胸 淡化乳暈、美化乳頭。

乳房包括乳頭、乳暈、乳腺泡所構成，一般未懷孕生子女性的乳頭和乳暈為淡褐色或接近粉色（根據個人的皮膚色素深淺而定），妊娠後婦女顏色會加深，呈深褐色，生產後多半無法恢復原來的顏色，這也是雙峰的魅力銳減的關鍵之一。

**魔法精油：**

●茉莉：能活絡女性荷爾蒙分泌，促進血液循環，讓鬆弛下垂的胸部恢復彈性及堅挺，並給肌膚豐富的滋潤；經常按摩可淡化乳暈的暗沈及乳頭的色素沈著。

●檀香：具有催情與促進肌膚再生、膚質細緻的特效。

**魔法配方：** 5 ml荷荷芭油，加入茉莉2滴、檀香3滴混和成按摩油。

**魔法DIY：** 按摩方法見下。

# 美胸穴道按摩魔法術

**按摩：** 洗完澡後，面對鏡子，雙手抹上按摩油，以左手按摩右乳房，右手按摩左乳房的方式，由外向內按揉，或是用兩手虎口以環形的按摩方式由乳房底部按到乳頭的位置。

**指壓：** 進行精油按摩時順便搭配以下的穴道指壓，每次壓5秒，每次進行5～6個回合。更有神奇的功效：

**1** 兩個乳頭連線交叉點，正對到胸骨上的膻中穴。

**2** 兩邊乳頭對下來到乳房底下正下方處，一邊一個的乳根穴。

**3** 位於乳頭連線外側與腋下延線交會點的天溪穴。虎口張開正對乳房四指托著乳房，拇指正對著乳房外側兩吋處（第四、五肋骨間）即是天溪穴。

**峨眉派不傳密技：** 平日常常做，可練就不垂不朽美美波喔！

**1** 淋浴時，用蓮蓬頭以溫水及冷水反覆環形沖灑胸部，記得不可以用太燙的水哦！這樣才能沖出漂亮的乳房形狀，並且使乳房更結實有彈性。

**2** 睡前躺在床上，輕輕揉捏乳房上部到鎖骨的位置，也可刺激胸大肌的發育。

**3** 工作之餘可做擴胸運動，雙手伸直向左右敞開再回到正前方，或是將兩手高舉過頭，也有挺胸豐胸的好效果。

Aroma Slimming Beauty Magic

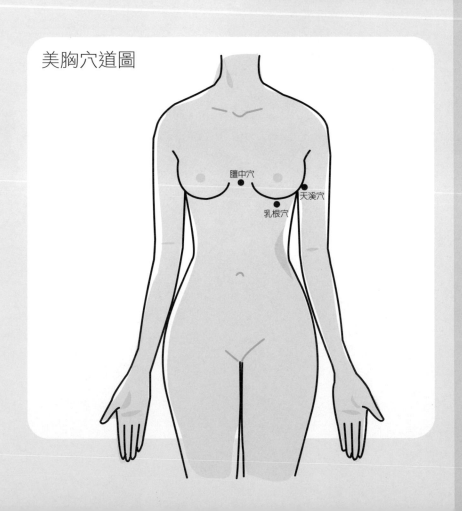

### 美胸穴道圖

膻中穴

天溪穴

乳根穴

魔法DIY：

　　以下幾個按摩的方法，最適合在洗完澡後進行，搭配抗浮肉精油配方，可有效的促進局部血液循環，緊實鬆弛的肌膚。

**1** 手掌貼住臀部後面由下往上做按摩。

**2** 兩手支撐臀部下方，沿著弧度曲線手向外上方的方向按摩。

**3** 用手握住側邊臀部下方到大腿的皮下脂肪，上下的滑動式的按摩。

# 提臀法

**1** 睡前平躺在床上（或地上）膝蓋彎曲，兩腳打開與肩同寬，腳掌緊緊的踩地，將腰和臀緩緩往上撐起，使腰、臀部騰空，約停留5～10秒，再慢慢放下，一天5下即可（此動做一定要慢）。

**2** 睡前坐在地上，膝蓋彎曲併攏，兩手撐地，身體保持不動，讓兩腳的膝蓋朝左右方緩緩壓下，每邊維持5秒鐘。

**3** 指壓：站立，雙腳打開與肩同寬，收小腹，臀部肌肉收緊，以中指扶住後臀部下方的承扶穴，並將臀部往上提，提的時候墊腳尖，每次約3～5秒，可連續進行10次。

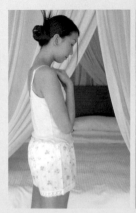 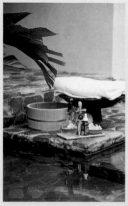 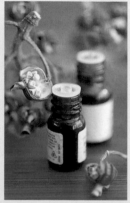

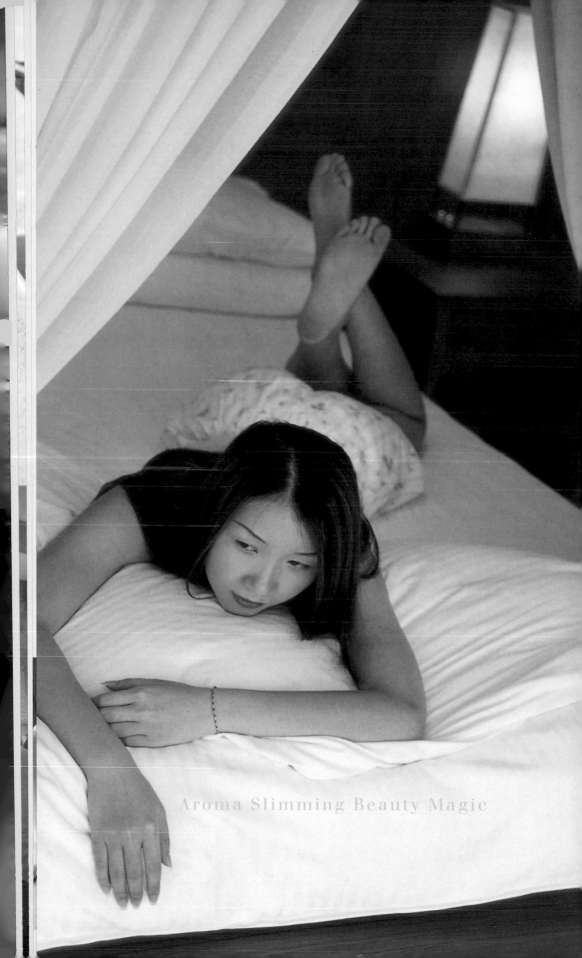

Aroma Slimming Beauty Magic

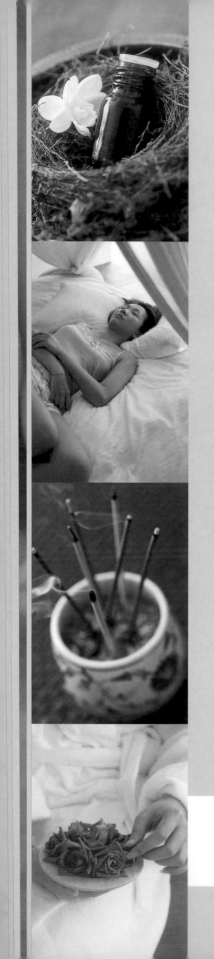

Beauty magic

# 有礙美容的
# 10 個內科大敵
# for your younger face

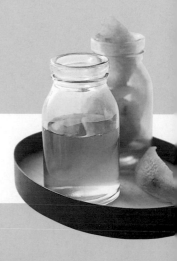

Aroma Slimming Beauty Magic

# 經前症候群

很多人都有在月經來臨前一週、或前兩三天，感到胸部腫脹、身體浮腫、青春痘、皮膚粗糙，便秘、腹瀉，伴隨頭痛、倦怠、失眠等身體不適的症狀，連帶也可能出現易怒、暴躁、悲傷、敏感、情緒不穩、焦慮等狀況。但只要月經一來，這些情況就自然消失了。

這是因為黃體素在月經來臨前會達到最高點，結束於月經來臨時，這段期間所產生的種種不適又稱為月經前症候群（PMS）。稱不上是一種疾病，醫師也只能根據病人的主觀感覺，去做症狀治療，例如：頭痛予以止痛藥，失眠、易怒給予抗憂鬱劑，不過，藥吃多了擔心會造成依賴性，所以如何在日常生活中做好自我調理，避免PMS的發生，就非常重要了。

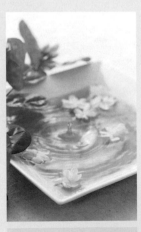

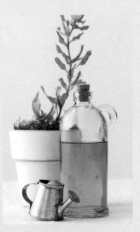
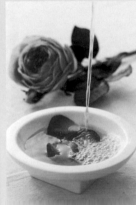

魔法精油：

● 玫瑰：一種鎮靜而溫暖的花香，用於按摩，可以舒緩經前焦慮、消除下腹部悶脹。

● 茉莉：具有提振與抗憂鬱的作用，用於按摩，可轉化心境、活絡荷爾蒙的分泌。

● 月見草油：雖是基底油，但效果卓越，經常建議用在女性荷爾蒙的調理上。

魔法配方：

**1** 月見草油 5ml加入玫瑰精油5滴混和成按摩油。

**2** 月見草油 5ml加入茉莉精油5滴混和成按摩油。

# 魔法DIY

指壓：

**1** 對於經前的頭痛、頭重、疲倦、失眠，可以按壓後頸部與髮際交界的兩條粗肌肉外側凹陷處的天柱穴。

**2** 月經來臨前感到後腰部痠痛與虛冷，可以按壓肚臍正後方腰椎兩側各一指處的腎俞穴。

峨眉派不傳密技：這個時期首重情緒管理，學習放鬆心情，尋求紓解壓力的方法，都是非常重要的。

**1** 三餐飲食要正常，不要任意減肥，多休息，不要熬夜。

**2** 每天維持運動的習慣，可促進血液循環，幫助新陳代謝。

**3** 補充維生素A、維生素$B_6$、維生素E和鈣、鎂、鋅等礦物質，可有效緩解經期前症候群。

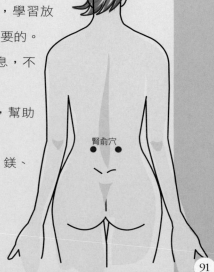

天柱穴

腎俞穴

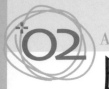
# 月經失調

「該來的時候沒來，不該來的時候偏偏又來了！」為什麼不是早到就是遲到
呢？很多女生都有為月經失調而傷透腦筋的時候，有的人擔心月經不順將
來會生不出寶寶，也有人則是為了伴隨而來的經血暗沈，排不出的血塊、
經血量過多或是太少，這些種種都是因為月事不順所引發的問題。

月經一不順好像整個人都不順似的，連帶著皮膚也頓失光彩，不管你是為
了將來當媽媽做準備，還是想要有戀愛般的好臉色，都不可忽略每個月規
則與順暢的重要性哦！

## 魔法精油

● 玫瑰：促進生殖，調理荷爾蒙的分泌。

● 歐白芷：具活血、通經，調理荷爾蒙的作用。

● 天竺葵：具有很好的皮下熱身效果，有活絡子宮、卵巢，血液循環
的功效。

## 魔法配方

● 月見草油8ml加入玫瑰2滴、天竺葵3滴、歐白芷2滴混合成按摩油。

# 魔法DIY

指壓：

1 將左腳行跨於右腳上，露出腳踝內側，按壓腳踝骨下
  方的照海穴，有助於調節卵巢的分泌，強化卵巢的
  功能。

2 按壓腳踝骨後側的太蹊穴，有助於加強子宮的血液
  循環，幫助子宮收縮。

3 按壓腳踝骨向上約四指寬度的三陰交穴，有助於
  對女性下腹部的內生殖系統的強化與性荷爾蒙分
  泌正常化。

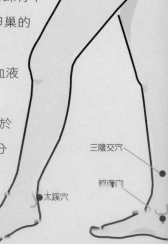

三陰交穴

照海穴

太蹊穴

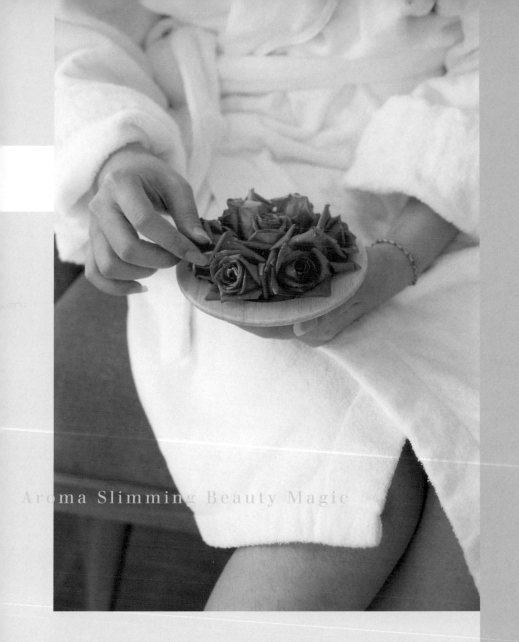

Aroma Slimming Beauty Magic

泡澡：經血量過多、過少或月經不規則等症狀可採坐浴，準備一小盆溫熱的水，滴入3～4滴歐白芷精油，稍微攪拌，坐進去大約10～15分鐘。

峨眉派不傳密技：

**1** 除了均衡的飲食是基本的原則之外，早餐一定要吃。

**2** 多吃含有維生素A、$B_6$、E和鈣、鎂、鋅等食物，也可有效緩解經期不順的困擾。

**3** 經期要多休息，盡量不提重物；但平時可要多運動，運動的活血路效果絕對比每天東補西補好的多，有時體質的調理，只要增加運動量即可不藥而癒。

# 經痛

「再也受不了............」，很多女生都會為生理痛的問題傷透腦筋，吃止痛藥嘛，雖止得了一時，卻也帶來了成癮的隱憂。以下幾個簡單的方法可以讓你在月經期間的經血順利排出，減少腹痛的現象。

魔法精油：

● 歐白芷：就是俗稱的歐洲當歸，是最常用於女性生理機能的調理，可使經期規律，舒緩經痛。

● 天竺葵：對於下腹部血循不佳者，有調節荷爾蒙的作用，對女性生殖功能，以及緩解經前症後群相當有幫助。

● 玫瑰：有助於調節女性荷爾蒙的分泌，有助生殖系統的活絡，幫助經血排出順暢，減少經痛現象。

● 洋甘菊：減緩經期的疼痛不適。

魔法配方：葡萄籽油5ml和甜杏仁油5ml調勻，加入玫瑰2滴、天竺葵4滴、羅馬洋甘菊3滴混合成按摩油。

## 魔法DIY

按摩：平躺，將膝蓋曲起，塗一些按摩精油在肚臍到以下的下腹部，用右手掌按在左手上，然後順時針的方向緩慢的按摩（多按幾圈），此方法除了用在生理期，也可用於平時的保養，可在每晚睡前進行。

指壓：塗抹按摩油於以下的穴位，定點按壓，每次停留3～5秒。

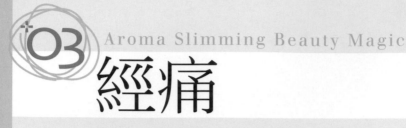

關元穴

1 一手的拇指與食指按壓另一手的拇指虎口處的合谷穴（圖見P.65）。

2 將左腳行跨於右腳上，露出腳踝內側，按壓腳踝骨下方的照海穴（圖見P.92），有助於調節卵巢的分泌，強化卵巢的功能。

3 平躺時以食指按壓肚臍正下方三指寬位置的關元穴（圖見P.65）。

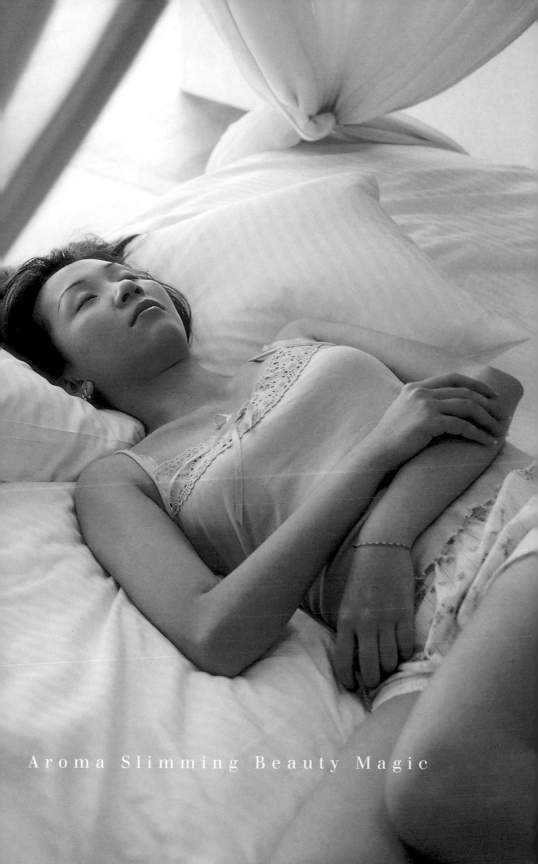

Aroma Slimming Beauty Magic

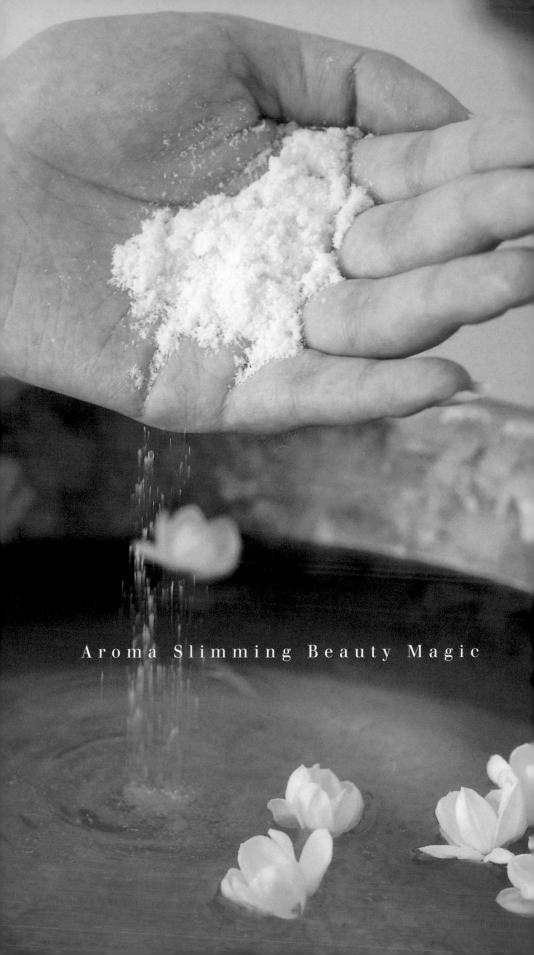

Aroma Slimming Beauty Magic

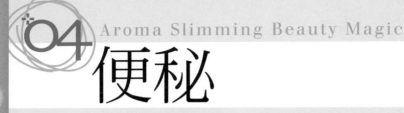
# 便秘

已經兩三天了！雖然感覺直腸那端已經有點兒悶悶脹脹了，努力坐在馬桶上醞釀，卻還是無法排便。

因忙碌而錯過便意所導致的便秘是現在人最常見的情況，其次太少運動、食用過度精製的食物使得纖維質太少，或是太少喝水，甚或是過渡減肥導致的堆體不足，都可能造成便秘的發生。

魔法精油：

● 黑胡椒：刺激腸胃蠕動，幫助腸胃排除毒素。

● 迷迭香：提高腸胃的功能。

● 茴香：促進消化與提高腸胃的代謝功能。

魔法配方：5ml的基底油加入黑胡椒3滴、茴香 1 滴、迷迭香1滴混合成按摩油。

## 魔法DIY

按摩：睡前躺在床上時用掌心按摩肚皮：以順時針方向，由左向右，環型畫圓的方式按摩你的肚皮也可以刺激胃腸的蠕動。

峨眉派不傳密技：

1 洗澡的時候可用蓮蓬頭水，以溫水對著肛門口沖約2分鐘，可以舒緩肛門括約肌，對排便也很有幫助。

2 每晚傍晚以後，可以做一個運動：上身平躺（地板或床上），兩膝曲起。兩腳離地，將曲起的大腿靠近肚皮，用雙手互扣環抱住小腿圖。此動作維持約10～15分鐘（避免在剛吃飽飯後的一小時進行），可有效處促進腸胃蠕動，幫助隔天的排便。

# 05 消化不良、脹氣

現代人因為工作忙碌、精神壓力大,加上經常性的交際應酬,想要規律、正常的用餐,似乎不是件容易事,因此很多人多少都有些腸胃的毛病諸如:脹氣、噁心、食慾不振、上腹部疼痛、胃食道逆流,這些症狀都統稱為「消化不良」。

引起這類型的腸胃障礙經常是壓力、進食速度過快、暴飲暴食、吃過多的蛋白質類食物導致腸內害菌滋生,或是使用特殊藥物產生胃酸分泌過多、胃腸蠕動過度、對食物過敏、吃壞肚子所造成的細菌性腸胃炎等。

魔法精油:

● 薄荷:刺進腸胃蠕動,幫助排氣。

● 檸檬香茅:提高消化系統的機能。

● 芫荽:幫助消化,提高腸胃的蠕動,增進腸胃的功能。

魔法配方:薄荷3滴+檸檬香茅2滴,與5ml的葡萄籽油基底油調勻。

## 魔法DIY

按摩:以肚臍回中心四周,用右手掌心貼住肚皮,以順時針的方向,環形按摩腹部。

指壓:

1 每晚睡前平躺時,用兩手食指按摩肚臍兩側外下方兩指幅位置的大巨穴,可以強化腸胃系統,治療慢性消化系統異常。

2 按壓小腿膝蓋側邊與脛骨交界的足三里穴(圖見P. 65)。

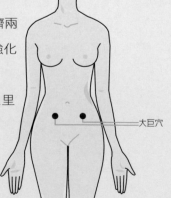

大巨穴

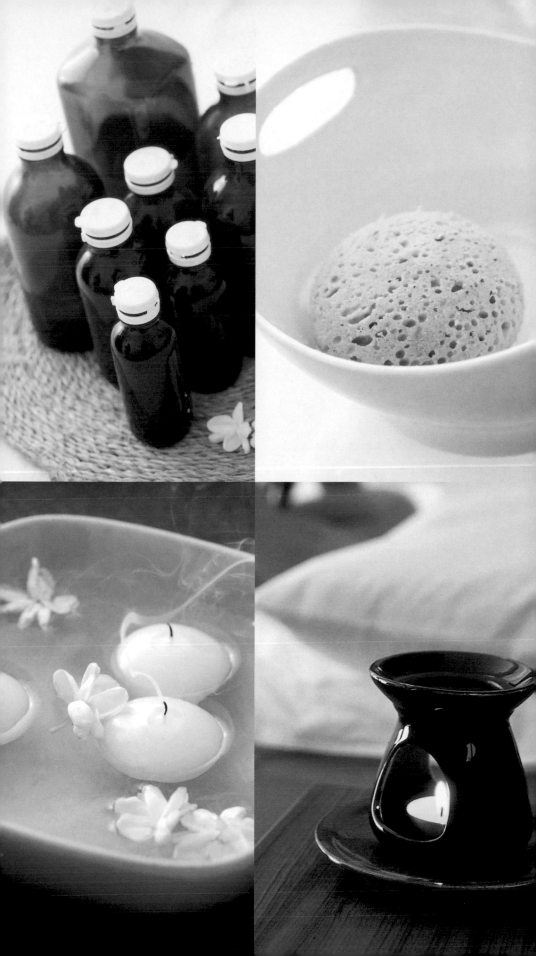

# 自律神經失調

當感覺到自己身體不適，有一種全身性的倦怠感，容易疲倦、發熱，經常性頭痛、失眠、心悸、胸部有壓迫感、三不五時的噁心、食慾不振、不是腹瀉就是便秘等。毛病雖多，但經過檢查卻不見有什麼異常，這類的情況大多為「自律神經失調」。

自律神經指的就是中樞神經系統，分為交感與副交感神經，是受人的感情、情緒、感官所左右，這兩者主要操控人的心跳、呼吸、腸胃蠕動、排汗、內分泌、荷爾蒙。交感與副交感的交互作用剛好使神經系統既可應付壓力又可以獲得足夠的休息，當交感神經過度刺激時，副交感神經就會出現緩和的效應以期達到平衡狀態。

若是長期的壓力刺激會使得交感神經過度反應，而造成失衡現象。反之，若長期處於低壓力的狀態下，也會使人變得懶散，精神不振，導致因情緒低落而了無生趣。兩者都會影響免疫機能，久之，也會造成荷爾蒙失調、生理失序，自然就形成所謂的「自律神經失調」。

魔法精油：

● 玫瑰：玫瑰溫暖的氣味，有疏肝解鬱的作用，足以平衡心緒，對抗煩躁，並給人一種無限溫情的保護感。

● 檀香：香沈細緻的木質氣味，帶有滿足的，心悅誠服的甜，給人一種悟到真理般的和氣知足。

● 乳香：肅穆幽雅又不失清朗的氣味，有種沈靜心靈、放下紛紛擾擾的感覺。

## 魔法DIY

精油吸入療法／自律神經失調是可以預防與改善的，不是要你多吃藥，而是讓你利用情緒療法來改善生理狀態，讓生活作息回歸正常。

**1** 依自己喜好與心情選擇上述的幾種精油，將1～2滴直接滴在手帕或口罩外側，藉由隨身攜帶，隨時給自己一點鎮定與平衡的情緒。

2 用負離子擴香器或薰香器滴入以上幾種精油（可混和也可任選），
　讓氣味充滿你生活的周遭，適合用於冥想、沈思，讓壓力不沈積。
3 每晚給自己泡個暖暖的熱水澡，並在浴缸內滴入上述的精油，藉由
　熱水的活絡與精油的鬆弛，釋放一整天的壓力，讓煩悶、躁怒的情
　緒都拋到九霄雲外。

Aroma Slimming Beauty Magic

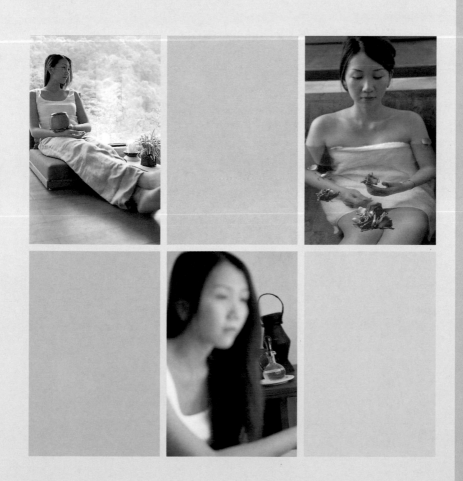

# 鼻塞、鼻過敏

鼻子發癢、打噴嚏、流鼻水、鼻塞的症狀開始不斷的干擾你，頭重、頭痛、注意力不集中，有時連睡眠形態也因此大受影響而斷斷續續。

這種如影隨形的過敏症狀，如果沒有一些正確的緩解方法，很可能影響你的生活作息，也會造成情緒的煩躁、學習力的降低。並且因為鼻塞的緣故，睡覺時容易張口呼吸，也易造成喉嚨發炎，比一般人容易感冒。

魔法精油：

● 尤加利：緩和鼻腔黏膜的腫脹與發炎，並可幫助去痰液與流鼻水。

● 茶樹：對呼吸道有殺菌、消毒的作用，提高人體免疫力。

● 薄荷：清涼、具激勵呼吸道與抑制發炎的作用，可去除鼻塞的不適感。

● 迷迭香：有助於鼻腔的抗菌及促進血液循環，還可幫助思考與記憶。

魔法配方：5ml基底油加入薄荷2滴、迷迭香1滴、尤加利1滴混和成按摩油。

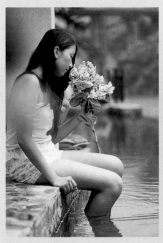
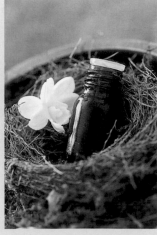
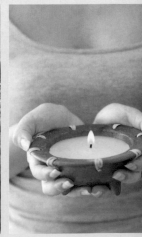

## 魔法DIY

印堂穴

迎香穴

指壓：

1 用食指按壓鼻翼兩側的迎香穴，並且上
下來回的搓揉鼻翼，可以立即改善鼻塞的
狀況。

2 用食指按壓兩眉間的印堂穴，也可改善鼻塞打噴嚏的狀況。

聞香：

1 戴上口罩，並在口罩內鋪上乾淨的手帕或面紙，並在上面滴入尤加
利精油1滴+薄荷精油1滴，或尤加利精油1滴+茶樹精油1滴，可以
改善鼻塞狀況。

2 臉盆裝入熱水，滴入尤加利精油或茶樹精油，將臉靠近呼吸熱氣，
並用毛巾蓋住頭與臉盆，避免熱氣散出（類似蒸臉的效果），若是
家中有蒸臉的器具更好，唯一要注意的就是保持距離避免燙傷（經
常使用這個方法，對於鼻子過敏的症狀可有效的緩解）。

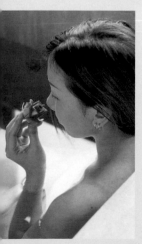
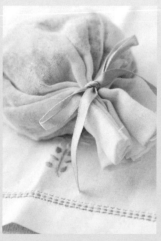
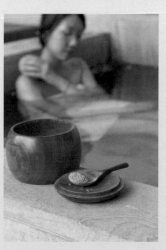

# 蕁麻疹

吃過蕁麻疹苦的人，一定能體會那種皮膚越
抓越癢，而且只要抓過的地方就會浮出一道道紅
腫的痛苦。當然，你可以塗抹止癢藥膏來獲得暫時
的緩解，但蕁麻疹仍會反覆的發作。

簡單的說，蕁麻疹就是一種皮膚過敏，屬於過敏性疾
病，不會傳染，原因很複雜，有可能是接觸到化學物質、
空氣中的塵蟎、氣溫，被蚊蟲叮咬，吃到的食物、藥物，
本身的情緒、壓力、疲勞，甚至與荷爾蒙等都有關聯。每
個人的情況會有些不同，不一定都屬於過敏體質，不一定
每個人都對海鮮或是蛋、奶過敏，也不一定都會有抗生素類藥物的過敏反
應，這完全是因人而異的。

魔法精油：

● 羅馬洋甘菊：顏色呈現很深的墨綠色，味道香甜，類似有蘋果蜜的
感覺。含有抗過敏的藍烴成分，可以對抗過敏的組織胺。

● 德國洋甘菊：顏色呈現很深的暗藍色，含有藍烴成份相當高，味道
較類似藥味並不香甜，以對抗過敏的成效來說，德國洋甘菊效果略勝
一籌，但羅馬洋甘菊與德國洋甘菊混和，確有平衡味道的作用，較能
為大面積按摩時所接受。

● 檀香：檀香對於混和性肌膚及乾性肌膚有滋潤的效果，並且可抗皮
膚搔癢。

● 扁柏：用於泡澡，可降低皮膚的敏感性與過敏性。

魔法配方：皮膚止癢配方精油，於皮膚發癢時使用：葡萄籽油5ml加
入薄荷3滴、絲柏2滴。

日常皮膚保養配方：葡萄籽油10ml+月見草油2ml加入羅馬洋甘菊10
滴、德國洋甘菊10滴。

# 魔法DIY

**冷敷**：針對癢的部位做局部冰敷是對抗皮膚癢最好的方法，不但可以使局部血管收縮，也可以減低癢覺，但這也只是針對止癢而已。

**泡澡**：有蕁麻疹的人泡澡最忌諱高溫，理想的溫度以不超過39℃為宜，適合蕁麻疹患者泡澡的精油有：檀香、羅馬洋甘菊、安息香、紅檜、扁柏等。

**峨眉派不傳密技**：多吃含有豐富維他命的新鮮蔬果或是服用維他命C與B群，或是B群中的$B_6$。及多吃鹼性食物如：葡萄、綠茶、海帶、蕃茄、芝麻、黃瓜、胡蘿蔔、香蕉、蘋果、橘子、蘿蔔、綠豆、薏仁等。

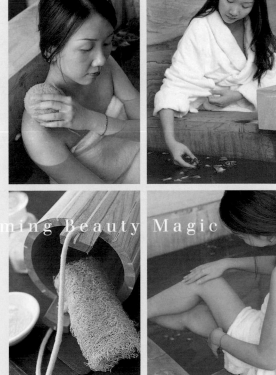

Aroma Slimming Beauty Magic

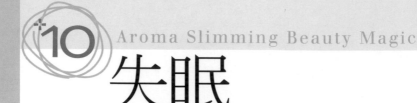

# 10 Aroma Slimming Beauty Magic

# 失眠

無論是躺在床上輾轉反側、越是心煩越無法入眠,還是情緒高昂到久久不能成眠,要不就是即使睡著了,也是時睡時醒、多夢,長期下來搞得自己精疲力竭、頭昏腦脹、記憶力減退;外觀上也會浮現黑眼圈、眼袋、皮膚粗糙、皺紋等;如果你也經常與失眠為伍,可要小心了,失眠可是會催人老的。

習慣性失眠最常見的情況就是情緒壓力,當心理無法放鬆,腦神經也處於緊繃的狀態。這種情形即使用了安眠藥,還是無法徹底解決的。

在睡前依照自己今晚的情緒搭配適當精油的吸入性療法,能幫助你釋放壓力,失眠與睡眠品質不佳的狀態也可得到最根本的解決之道。

魔法精油:

● 薰衣草:薰衣草的輕鬆舒爽的氣味,特別有舒眠效果,可以讓人自然進入夢鄉。

● 馬郁蘭:專門對付習慣性失眠,或是睡眠品質不好,時睡時醒多夢者,具有強效的鎮靜作用

● 甜橙花:甜蜜又快樂的甜橘香,帶了濃厚的貴族氣息,對於憂鬱型退縮型不快樂型的失眠有效。

● 苦橙葉:鎮靜又深沈的橙味,對於疲勞型失眠特別有效。

● 羅馬洋甘菊:溫暖又甜蜜的蘋果味,讓人有被幸福環抱的滿足感,對於失望沮喪性失眠特別有效。

## 魔法DIY

聞香:

1 將3～4滴精油直接滴在枕頭布上,或滴於衛生紙或化妝棉上,塞到枕套中,用量最省效果也最直接。

2 用負離子擴香器滴入以上幾種精油(選擇適合當天心情的味道),這種擴散法氣味持久均勻。

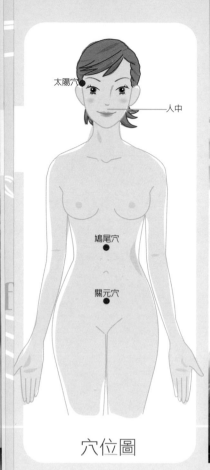

太陽穴

人中

鳩尾穴

關元穴

穴位圖

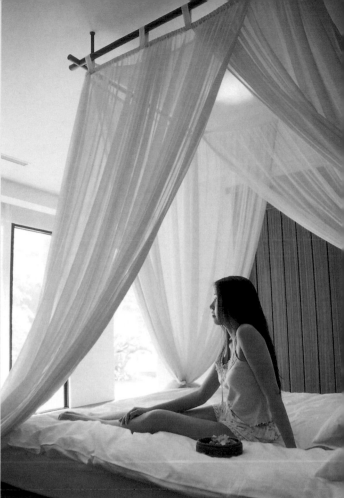

3 如果你習慣點一盞小夜燈，可以用精油薰香器滴入6～7滴精油（但要注意加足夠的水與精油，以免半夜裡燒乾發生危險）。

指壓：當你平躺在床上時，腦中的思緒轉個不停，這時與其去想東想西，不如來個按摩吧！在指壓時，你也可以使用助眠的按摩瓶（薰衣草2滴+馬郁蘭1滴與葡萄籽油3ml調合）來避免皮膚接觸產生摩擦！

1 平躺，先找到兩側肋骨中間胸骨的位置，在胸骨下方到肚臍的中間的鳩尾穴用中指按壓。先吸一口氣，按下去的時候慢慢吐氣停留4～5秒。

2 平躺，先找到肚臍的位置，在距離肚臍下方大約三個指幅位置的關元穴按下去。先吸一口氣，按下去的時候慢慢吐氣停留4～5秒。

3 直接將助眠按摩瓶直接塗抹在鼻子下人中的部位以及太陽穴。

# 04 好想談戀愛

離前一次的戀情不知道多久了！雖然已經從失戀的痛苦中振作起來了，但是這種看電影沒人陪、假日沒人可約會的日子，真的好寂寞哦！好想找個戀人，讓自己墜入愛河，好想～好想～讓自己充滿女性的魅力，讓自己的戀情重新出發，期待下一次的戀情能夠趕快來。

魔法精油：

● 玫瑰：讓你陶醉在幸福的溫暖中，有著被愛包覆的滿足感。

● 茉莉：讓心情輕快，充滿活力，展現自信的風采。

● 依蘭：給你浪漫豪華的享受，與性感官的刺激，讓全身上下都充滿了女性魅力。

## 魔法配方+魔法DIY

擴香：

1 依蘭精油3滴＋茉莉精油1滴，或用玫瑰精油10滴加入擴香器中，讓優雅的花香環繞四周，改變自己的氣質與心境。

2 將茉莉精油或是玫瑰精油直接滴在衛生紙上，放在口袋中，不但自己的身上會散發甜美的花香，還可隨時給自己戀愛般的好心情。

按摩：可以將玫瑰精油或茉莉精油1滴＋2ml基底油，少量塗抹於耳後，手腕內側，頸部、胸前，能夠產生淡淡清雅的花香，不但可以增強自己的信心，也可以創造出個人的魅力。

泡澡：

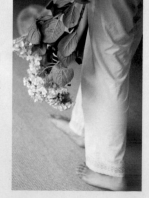

1 玫瑰精油1滴，滴在盛滿水的浴缸中，泡個玫瑰浴，既浪漫又溫暖舒暢，很適合寵愛自己哦！

2 茉莉精油1滴＋依蘭精油2滴，滴在盛滿水的浴缸，泡個茉莉花香浴，給自己有如少女般的青春洋溢，既浪漫又激情。

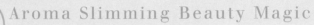
# 05 需要專心

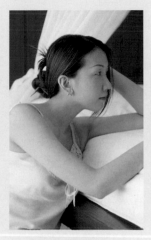

哇！慘了，明天就是deadline，該交的報告還沒趕完，一早又有個會議要開，一大堆事情都沒完成，看來，我今晚非得在兩小時之內將明天的工作準備好才行。這時你最需要的就是排除一切雜念，集中注意力，提振精神，消除睡意與萎靡不振、思緒混亂不專心等情緒。

魔法精油：

● 迷迭香：幫助集中精神並增強記憶力，有助於學習時使用。

● 檸檬香茅：清新具穿透力的檸檬味又略帶茅草的清香，可以淨化環境，釐清思緒。

● 薄荷：清涼氣味直衝腦部，不但可刺激思考，有提振清醒與專注的功效。

● 葡萄柚：酸酸甜甜的果香，給心靈積極正面的思考方向，及陽光的情緒。

## 魔法配方+魔法DIY

擴香：以迷迭香精油3滴+檸檬香茅精油2滴+薄荷精油2滴來擴香（或薰香），可以提振精神，幫助集中注意力並增加思考與記憶的能力。

按摩：基底油10ml加入迷迭香精油2滴、檸檬香茅精油2滴、薄荷精油2滴混和，按壓後頸部至髮際的位置，或塗抹於人中的及太陽穴等部位，可以消除疲勞，提振精神。

泡澡：葡萄柚精油3滴+茶樹精油2滴，滴入浴缸中，可以提振精神，消除疲勞，並讓思緒活潑、頭腦更專心。

# 提供自信

　　幾次的面試被拒，未來何去何從沒有著落，男友也移情別戀了，面對失業的窘境加上愛人的離去，這雙重的打擊，真難相信自己還有實力與魅力！開始擔心學經歷不夠完整、身材不夠完美、臉蛋不夠漂亮，害怕看到別人懷疑的眼光。不安與惶恐加深了你的自卑？你需要多花一點時間來愛自己，接受自己的缺點，並找出自己的優點，重建自信心！

魔法精油：

● 茉莉：恢復自信，以輕快樂觀的心面對自己。

● 佛手柑：消除緊張，讓思緒集中，產生充實感，排除自卑感。

● 松針：提振精神，去除不安與混亂的思緒。

● 薰衣草：安定神經，安撫焦慮，得到舒適的睡眠。

## 魔法配方＋魔法DIY

薰香：佛手柑精油10滴，或是薰衣草精油6滴＋松針精油4滴，滴入擴香器中，或滴在手帕上隨時帶在身上，讓週遭充滿活力有朝氣的氣味，給自己重新出發的力量。

按摩：

**1** 5ml的荷荷芭油加入茉莉精油5滴混和後按摩胸口及後頸部，可以藉由清麗的茉莉花香，給予能量與風采。

**2** 以茉莉精油1滴加基底油2ml直接按摩手掌虎口部位的合谷穴，可以降低不安猶疑的情緒。

泡澡：佛手柑精油3滴＋薰衣草精油3滴，滴入浴缸中，給情緒的支持力量，消除精神上的疲勞，提升自信心。

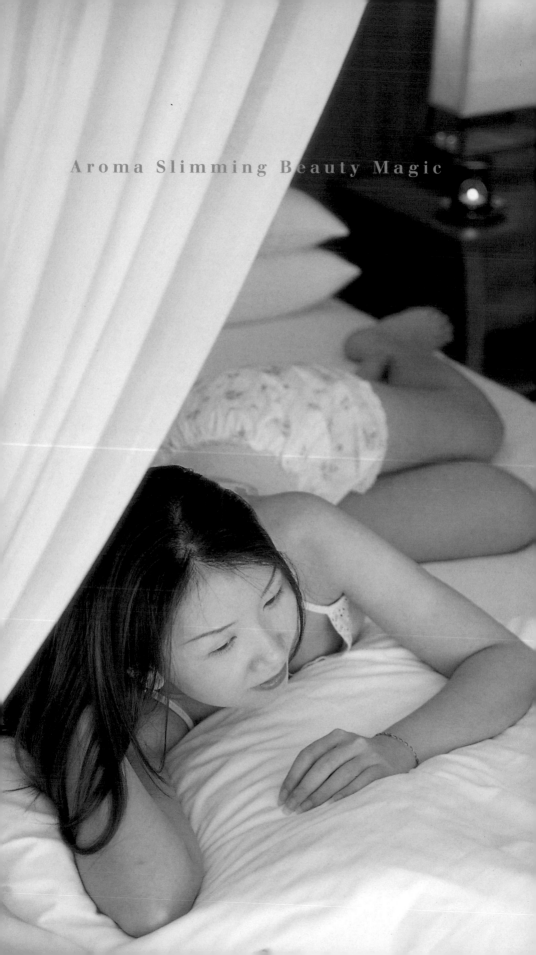

Aroma Slimming Beauty Magic

# 戒除酒癮、菸癮

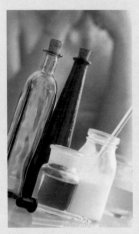

該遠離菸酒了！雖然以前心情煩悶、生活不如意時就會來根菸，或是關起門來喝悶酒，但畢竟這只能帶來片刻的逃避，對於事情並沒有幫助；現在的我已經徹底的想通了，不再借酒澆愁，不再吞雲吐霧當片刻的神仙了，我需要更積極的面對人生，重新振作起來。

魔法精油：

● 檸檬：提振情緒，使心靈恢復元氣，產生幹勁。

● 杜松莓：振奮精神，給予活力、積極的人生態度。

● 薄荷：調整腸胃，使人神清氣爽。

● 岩玫瑰：消除不安與安撫焦慮的情緒。

## 魔法配方+魔法DIY

薰香：精油滴入擴香器中，可消除菸味，淨化空氣，給自己清新的口氣，並預防戒菸症候群所導致的情緒暴躁煩悶。

1 檸檬精油7滴+薄荷精油3滴。

2 杜松莓精油5滴＋岩玫瑰精油5滴。

按摩：

1 5ml葡萄籽油加入薄荷精油5滴混和，按摩肚臍周圍，可以緩和因長期抽菸喝酒所引起的胃腸障礙。

2 5ml荷荷芭油加入岩玫瑰精油5滴混和，按摩胸口及額頭的印堂穴、太陽穴，藉由岩玫瑰特殊的花香味，給精神重新注入新的元氣。

漱口：200ml的漱口水滴入檸檬精油1滴、薄荷精油1滴混和，清涼酸甜隨時保持好口氣，並增強自己的意志力，忘掉酒癮與菸癮，並給予不良情緒支持的力量。

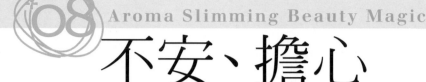

# 不安、擔心

　　不知道怎麼的，好幾天都睡不穩，整天都心神不寧。明知道錄不錄取現在想也沒用，但還是心存希望，大部份的人也和我一樣吧！考試當天會緊張，或是表現失常，也可能有些人即使錄取了也會棄權，不知道該怎麼辦，腦筋就是停不下來，不斷的反覆考試當天的情節，心裡擔心放榜後若是沒有我，該怎麼辦才好？如何面對親人的期待呢？真的好煩哦！不安、擔心的情緒就讓精油來安撫吧。

魔法精油：

● 玫瑰：溫暖沈靜，重拾精神上的平靜。

● 岩玫瑰：轉移不安的情緒，使心靈獲得平衡。

● 廣藿香：鎮靜神經緊張，消除不安。

● 橙花：使情緒開闊，讓不安與動搖的心平靜下來，並幫助睡眠。

## 魔法配方+魔法DIY

擴香：將以下精油滴入擴香器中，或是只滴一兩滴在手帕、隨香瓶上，隨時帶在身上，讓沈靜甜美的氣味給自己帶來安撫、鎮定的力量。

1 橙花精油10滴。

2 岩玫瑰精油6滴＋廣藿香精油3滴。

按摩：

1 10ml荷荷芭油加入玫瑰精油2滴、岩玫瑰精油5滴混合，按摩手臂內側及後頸部，可以藉由溫暖的花香，平撫焦慮不安。

2 以玫瑰精油1滴加入2ml基底油混和，直接按摩手掌虎口部位的合谷穴，可降低不安猶疑的情緒。

泡澡：佛手柑精油3滴＋薰衣草精油3滴，滴入浴缸中，可以給情緒支持的力量，消除精神上的疲勞，提升自信心。

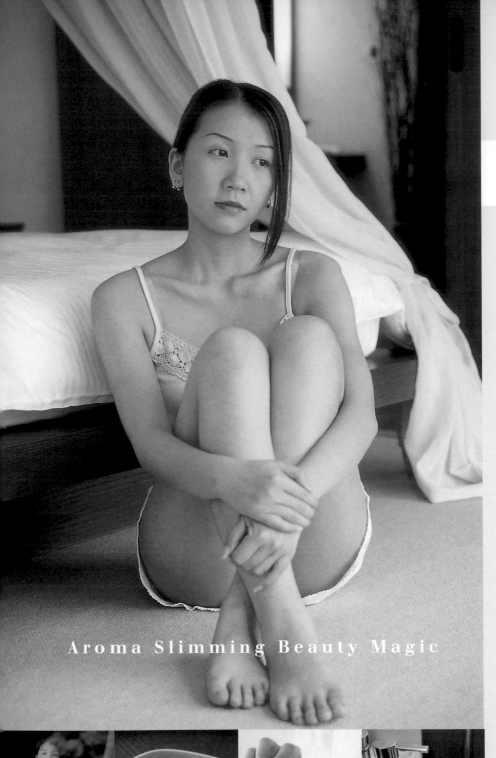

Aroma Slimming Beauty Magic

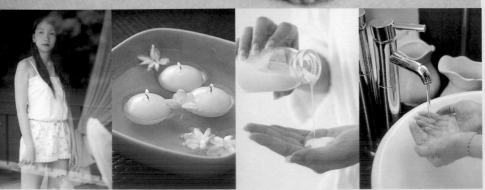

# 09 抑鬱或沮喪

　　明明我已經做了那麼多的努力，為什麼別人還是只看到我的過去呢？工作遇到挫折、為人際關係苦惱，心情沈重、失望。這時你需要能夠幫你走出壓抑鬱卒的死胡同的方法。

　　想忘卻心中的不愉快，要先放下肉體的疲憊，給自己泡個暖暖的精油浴，由鼻子吸氣至腹部，再慢慢的從口中吐氣，反覆的進行腹式呼吸，腦中只想著呼吸，讓精油的香氣隨著呼吸的節奏，慢慢忘卻心中的不愉快，並給自己平靜與安撫的力量。

魔法精油：

● 茉莉精油：輕快明亮的花香，可以消除憂鬱，給人自信與活力。

● 欖香脂精油：減輕神經敏感，緩和打擊與悲哀的情緒。

● 雪松精油：鎮靜神經，安撫受創的心靈。

## 魔法配方+魔法DIY

擴香：用茉莉精油3滴，或是欖香脂精油3滴+雪松精油4滴，加入擴香器中，讓香器擴散在室內，給你輕快開朗的情緒，消除緊張與壓抑的心境。

按摩：

1 以茉莉精油1滴加入2ml基底油混和，少量塗抹於耳後、手腕內側、頸部、胸口，淡淡清雅的花香可以給自己輕快的情緒、增強自信心，甩掉憂鬱不愉快。

2 荷荷芭油6ml加入茉莉精油2滴+雪松精油4滴混和，雙手沾按摩油，以手掌輕輕摩擦整個手臂內側，可消除心裡的不安。

泡澡：將欖香脂精油2滴+雪松精油3滴，滴入盛滿溫水的浴缸中，將胸口以下位置全部浸泡其中，閉上眼睛，將全身的力量都放掉，開始進行腹式呼吸，讓精油的氣味導引你的思緒，轉化抑鬱的情緒。

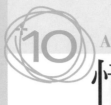
# 憤怒

前幾天跟她相談甚歡,今天卻從朋友的口中聽到她在背後中傷我;當話一傳進我的耳裡,一股怒氣直衝腦門:「為何她要這樣做?」,這股怒氣及她批評我的話,甚至變成跳了針的唱盤般,在腦中不斷的旋轉,久久不能平復。

這時你需要先控制自己發怒的情緒,並讓自己的腦子有點事情做,轉移思考方向。

魔法精油:

● 佛手柑:使人心情開朗,不再專牛角尖,提振精神、轉移情緒。

● 乳香:鎮定神經,安撫焦躁、憤怒的情緒。

● 岩蘭草:緩和神經緊張與壓力。

● 廣藿香:重整情緒,抑制憤怒與激動,消除緊張感。

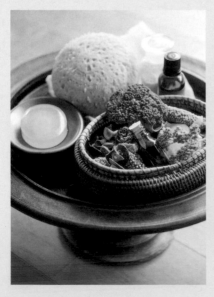

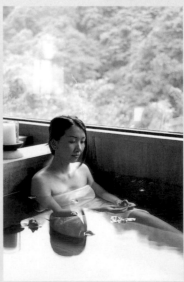

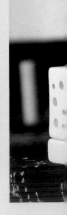

# 魔法配方+魔法DIY

擴香：將以下精油滴入擴香器中擴香。

**1** 乳香精油6 滴＋岩蘭草精油4滴。

**2** 佛手柑精油6滴+廣藿香精油4滴。

按摩：玫瑰精油1滴混和基底油2ml，按摩於後頸部至髮際的位置，手腕內側、肩膀處，讓自己情緒獲得鎮靜，理智的重新思考自己的作為，憤怒對事情沒有助益，只是讓自己的細胞老化。

泡澡：

**1** 將乳香精油3滴+岩蘭草精油3滴滴入水溫在38~39℃的浴缸中。憤怒激動時，心跳加快、血壓上升，給自己泡個澡吧！可以鎮定過於興奮的交感神經，也可讓身體情緒都先休息一下！慢慢的感到緊張與激怒的情緒獲得舒緩。

**2** 用玫瑰晶露10ml倒入冷水洗臉盆中，用毛巾沾濕，直接敷在臉上，讓情緒獲得冷靜，也避免激動時的衝動行事。

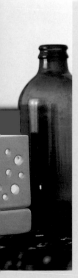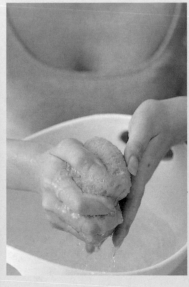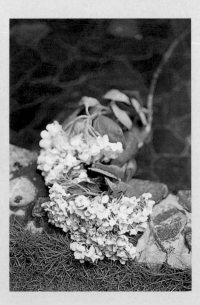

# 朱雀文化 和你快樂品味生活

| LIFESTYLE | 時尚生活 | | |
|---|---|---|---|
| LifeStyle001 | 築一個咖啡館的夢 | 劉大紋等著 | 定價220元 |
| LifeStyle002 | 買一件好脫的衣服 | 季 衣著 | 定價220元 |
| LifeStyle003 | 開一家自己的個性店 | 李靜宜等著 | 定價220元 |
| LifeStyle004 | 記憶中的味道 | 楊 明著 | 定價200元 |
| LifeStyle005 | 我用一杯咖啡的時間想你 | 何承穎著 | 定價220元 |
| LifeStyle006 | To be a 模特兒 | 藤野花著 | 定價220元 |
| LifeStyle007 | 愛上麵包店──魅力麵包店88家 | 黃麗如著 | 定價280元 |
| LifeStyle008 | 10萬元當頭家──22位老闆傳授你小吃的專業知識與技能 | 李靜宜著 | 定價220元 |
| LifeStyle009 | 百分百韓劇通──愛戀韓星韓劇全記錄 | 單 蔚著 | 定價249元 |
| LifeStyle010 | 日本留學DIY──輕鬆實現留日夢想 | 廖詩文著 | 定價249元 |
| LifeStyle011 | 風景咖啡館──跟著咖啡香，一站一站去旅行 | 鍾文萍著 | 定價280元 |
| LifeStyle012 | 峇里島小婦人週記 | 峇里島小婦人著 | 定價249元 |
| **MAGIC** | **魔法書** | | |
| Magic001 | 小朋友髮型魔法書 | 高美燕著 | 定價280元 |
| Magic002 | 漂亮美眉髮型魔法書 | 高美燕著 | 定價250元 |
| Magic003 | 化妝の初體驗 | 藤野花著 | 定價250元 |
| Magic004 | 6分鐘泡澡瘦一身──70個配方，讓你更瘦、更健康美麗 | 楊錦華著 | 定價280元 |
| Magic005 | 美容考照教室──丙級美容技術士考照專書 | 林佳蓉著 | 定價399元 |
| Magic006 | 我就是要你瘦──326公斤的真實減重故事 | 孫崇發著 | 定價199元 |
| Magic007 | 精油魔法初體驗──我的第一瓶精油 | 李淳廉編著 | 定價230元 |
| MAGIC008 | 花小錢做個自然美人──天然面膜、護髮護膚、泡湯自己來 | 孫玉銘著 | 定價199元 |
| | | | |
| **PLANT** | **花葉集** | | |
| PLANT001 | 懶人植物 | 唐 苓著 | 定價280元 |
| PLANT002 | 吉祥植物 | 唐 苓著 | 定價280元 |
| PLANT003 | 超好種室內植物 | 唐 苓著 | 定價280元 |

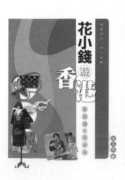
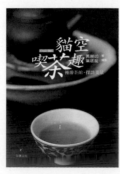
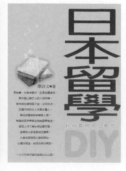
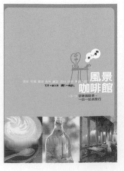

北市基隆路二段13-1號3樓　　http://redbook.com.tw
TEL：2345-3868　　FAX：2345-3828

| EasyTour | 新世代旅行家 | | |
|---|---|---|---|
| EasyTour001 | 省錢遊巴黎 | 劉文雯著 | 定價220元 |
| EasyTour002 | 省錢遊北海道 | 謝坤潭著 | 定價299元 |
| EasyTour003 | 到東京逛街 | 劉文雯、黃筱威著 | 定價250元 |
| EasyTour004 | 東京台北逛雜貨 | 黃筱威著 | 定價250元 |
| EasyTour005 | 花小錢遊香港──扮美美&吃好吃 | 孫玉銘著 | 定價250元 |
| EasyTour006 | 京阪神──關西吃喝玩樂大補帖 | 希沙良著 | 定價299元 |
| EasyTour007 | 花小錢遊韓國──與韓劇場景浪漫相遇 | 黃淑綾著 | 定價299元 |
| EasyTour008 | 東京恰拉──就是這些小玩意陪我長大 | 葉立莘著 | 定價299元 |
| EasyTour009 | 花小錢遊新加坡──女性、學生、親子的新天堂樂園 | 孫玉銘著 | 定價249元 |
| EasyTure010 | 迷戀巴里島──住Villa、做SPA | 峇里島小婦人著 | 定價299元 |
| EasyTure011 | 背包客遊泰國──曼谷、清邁最IN玩法 | 谷喜筑著 | 定價250元 |
| EasyTour012 | 西藏深度遊 | 愛爾極地著 | 定價299元 |
| EasyTour013 | 搭地鐵遊倫敦──超省玩樂秘笈大公開！ | 阿不全著 | 定價280元 |
| | | | |
| TOP50 | 週休二日台灣遊 | | |
| Top25001 | 博物館在地遊 | 賴素鈴著 | 定價299元 |
| Top25002 | 玩遍新台灣 | 羅子青著 | 定價299元 |
| Top25003 | 吃吃喝喝遊廟口 | 黃麗如著 | 定價299元 |
| FREE | 定點優遊台灣 | | |
| FREE001 | 貓空喫茶趣──優游茶館・探訪美景 | 黃麗如著 | 特價149元 |
| FREE002 | 北海岸海鮮之旅──岬海味・遊海濱 | 李旻著 | 特價199元 |
| FREE003 | 澎湖深度遊 | 林慧美著 | 定價299元 |
| FREE004 | 情侶溫泉──40家浪漫情人池&精緻湯屋 | 林慧美著 | 定價148元 |
| SELF | 展現自我 | | |
| Self001 | 穿越天山 | 吳美玉著 | 定價1500元 |
| Self002 | 韓語會話教室 | 金彰柱著 | 定價299元 |

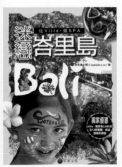
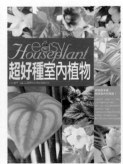
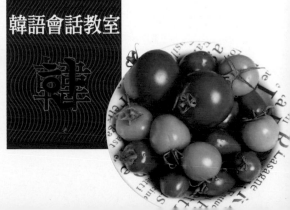

國家圖書館出版品預行編目資料

精油瘦身美顏魔法

香草魔法學苑企畫 李淳廉編著.－初版－

臺北市：

朱雀文化, 2003[民92]

　　　面；　公分.－(MAGIC；009)

ISBN 957-0309-98-9　　(平裝)

　1.芳香療法　2.植物精油

418.52

MAGIC009
# 精油瘦身美顏魔法

| | |
|---|---|
| 企畫 | 香草魔法學苑 |
| 編著 | 李淳廉 |
| 攝影 | 廖家威 |
| 模特兒 | 苡瑄 |
| 美術構成 | 張小珊工作室 |
| 企畫統籌 | 李　橘 |
| 出版者 | 朱雀文化事業有限公司 |
| 地址 | 台北市基隆路二段13-1號3樓 |
| 電話 | 02-2345-3868 |
| 傳真 | 02-2345-3828 |
| 劃撥帳號 | 19234566 朱雀文化事業有限公司 |
| e-mail | redbook@ms26.hinet.net |
| 網址 | http://redbook.com.tw |
| 總經銷 | 展智文化事業股份有限公司 |
| ISBN | 957-0309-98-9 |
| 初版一刷 | 2003.09 |
| 定價 | 230元 |
| 出版登記 | 北市業字第1403號 |

感謝場地提供　春秋烏來渡假酒店／02-2661-6555 台北縣烏來鄉堰堤3號

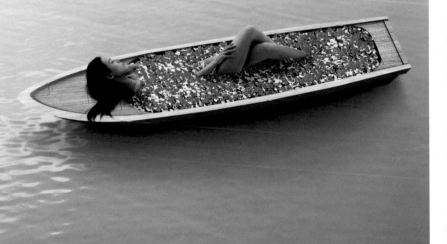

**14:36** PM SUN

「壓力和疲勞讓我的身體睡著了」

請找一天來翠湖芳庭
祇要靜靜躺著，讓玫瑰、苦橙與甘松修復身體的傷害；藉由按
摩，溫柔的釋放壓力

湖畔，一個人醒來，身體也美好的甦醒

翠湖芳庭Spa芳療預約專線電話—02-2661-7610/傳真—02-2661-7622
營業時間—AM09：00～PM09：00(所有療程皆須預先登記預約)

*Spring Park*
URBI SPA & RESORT
春秋烏來

春秋烏來渡假酒店/233台北縣烏來鄉堰堤3號/訂房專線:02-2661-6555
傳真:02-26616559/網址:www.springparkhotel.com.tw

MAGIC 009